当代中国社会变迁研究文库

重构关系网

数字时代的老年照料

王 晶◎著

Reconstructing Social Networks

Elder Care in the Digital Age

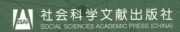

社会科学文献出版社

SOCIAL SCIENCES ACADEMIC PRESS (CHINA)

总　序
推进中国社会学的新成长

中国社会学正处于快速发展和更新换代的阶段。改革开放后第一批上大学的社会学人，已经陆续到了花甲之年。中国空前巨大的社会变迁赋予社会学研究的使命，迫切需要推动社会学界新一代学人快速成长。

文化大革命结束后，百废待兴，各行各业都面临拨乱反正。1979 年 3 月 30 日，邓小平同志在党的理论工作务虚会上，以紧迫的语气提出，"实现四个现代化是一项多方面的复杂繁重的任务，思想理论工作者的任务当然不能限于讨论它的一些基本原则。……政治学、法学、社会学以及世界政治的研究，我们过去多年忽视了，现在也需要赶快补课。……我们已经承认自然科学比外国落后了，现在也应该承认社会科学的研究工作（就可比的方面说）比外国落后了"。所以，必须奋起直追、深入实际、开展调查研究，力戒空谈，"四个现代化靠空谈是化不出来的"。此后，中国社会学进入一个通过恢复、重建走向蓬勃发展和逐步规范、成熟的全新时期。

在社会学恢复和重建初期，老一辈社会学家发挥了"传帮带"的作用，并继承了社会学擅长社会调查的优良传统。费孝通先生是我所在的中国社会科学院社会学研究所第一任所长。他带领的课题组，对实行家庭联产承包责任制后的农村进行了深入调查，发现小城镇的发展对乡村社区的繁荣具有十分重要的意义。费孝通先生在 20 世纪 80 年代初期发表的《小城镇·大问题》和提出的乡镇企业发展的苏南模式、温州模式等议题，产生了广泛的影响，并受到当时中央领导的高度重视，发展小城镇和乡镇企业也随之成为中央的一个"战略性""大政策"。社会学研究所第三任所长陆学艺主持的"中国百县市经济社会调查"，形成了 100 多卷本调查著作，已建立了 60 多个县（市）的基础问卷调查资料数据库，现正在组织进行"百村调查"。中国社会科学院社会学研究所的研究人员在 20 世纪 90 年代初期集体撰写了第一本《中国社会发展报告》，提出中国社会变迁的一个重要特征，就是在从计划经济走向社会主义市场经济的体制转轨的同时，也处于从农业社会向工业社会、从乡村社会向城市社会、从礼俗社会向法理社会的社会结构转型时期。在社会学研究所的主持下，从 1992 年开始出版的《中国社会形势分析与预测》年度"社会蓝皮书"，至今已出版 20 本，在社会上产生了较大影响，并受到有关决策部门的关注。我主持的从 2006 年开始的全国大规模社会综合状况调查，已经进行了三次，建立了庞大的社会变迁数据库。

2004 年，党的十六届四中全会提出构建社会主义和谐社会的新理念，标志着一个新的发展时期的开始，也意味着中国社会学发展的重大机遇。2005 年 2 月 21 日，我和我的前任景天魁研究员为中央政治局第二十次集体学习做"努力构建社会主义和谐社会"的讲解后，胡锦涛总书记对我们说："社会学过去我们重视不够，现在提出建设和谐社会，是社会学发展的一个很好的时机，也可以说是社会学的春天吧！你们应当更加深入地进行对社会结构和利益关系的调查研究，加强对社会建设和社会管理思想的研究。"2008 年，一些专家学者给中央领导写信，建议加大对社会学建设发展的扶持力度，受到中央领导的高度重视。胡锦涛总书记批示："专家们来信提出的问题，须深入研究。要从人才培养入手，逐步扩大社会学研究队伍，推动社会学发展，为构建社会主义和谐社会服务。"

目前，在恢复和重建 30 多年后，中国社会学进入了蓬勃发展和日渐成熟的时期。中国社会学的一些重要研究成果，不仅受到国内其他学科的广泛重视，也引起国际学术界的关注。现在，对中国社会发展中一些重大经济社会问题的跨学科研究，都有社会学家的参与。中国社会学已基本建立起有自身特色的研究体系。

回顾和反思 30 多年来走过的研究历程，社会学的研究中还存在不少不利于学术发展的问题。

一是缺乏创新意识，造成低水平重复。现在社会学的"研究成果"不可谓不多，但有一部分"研究成果"在研究之前缺乏基本的理论准备，不对已有的研究成果进行综述，不找准自己在学科知识系统中的位置，没有必要的问题意识，也不确定明确的研究假设，缺少必需的方法论证，自认为只要相关的问题缺乏研究就是"开创性的""填补空白的"，因此研究的成果既没有学术积累的意义，也没有社会实践和社会政策的意义。造成的结果是，低水平重复的现象比较普遍，这是学术研究的大忌，也是目前很多研究的通病。

二是缺乏长远眼光，研究工作急功近利。由于科研资金总体上短缺，很多人的研究被经费牵着鼻子走。为了评职称，急于求成，原来几年才能完成的研究计划，粗制滥造几个月就可以出"成果"。在市场经济大潮的冲击下，有的人产生了浮躁情绪，跟潮流、赶时髦，满足于个人上电视、见报纸、打社会知名度。在这种情况下，一些人不顾个人的知识背景和学科训练，不尊重他人的研究成果，不愿做艰苦细致的调查研究工作，也不考虑基本的理论和方法要求，对于课题也是以"圈"到钱为主旨，偏好于短期的、见效快的课题，缺乏对中长期重大问题的深入研究。

三是背离学术发展方向，缺乏研究的专家和大家。有些学者没有专门的研究方向和专业的学术领域，却经常对所有问题都发表"专家"意见，"研究"跟着媒体跑，"打一枪换一个地方"。在这种情况下，这些学者发表的政策意见往往离现实很远，不具有可操作性或参考性；而发表的学术意见，往往连学术的边都没沾上，仅仅是用学术语言重复了一些常识而已。这些都背离了科学研究出成果、出人才的方向，没能产生一大批专家，更遑论大家了。

这次由中国社会科学院社会学研究所学术委员会组织的"当代中国社会变迁研究文库"，主要由社会学研究所研究人员的成果构成，但其主旨是反映、揭示、解释我国快速而巨大的社会变迁，推动社会学研究的创新，特别是推进新一代社会学人的成长。

李培林

2011 年 10 月 20 日于北京

目　　录

第一章
中国养老服务数字化转型研究意义

截至 2022 年底，全国 60 周岁及以上老年人口 28004 万人，占总人口的 19.8%；全国 65 周岁及以上老年人口 20978 万人，占总人口的 14.9%。[①] 中国人口老龄化趋势呈现老年人口规模庞大、老龄化速度快、老年抚养比大幅上升、养老负担加重及"未富先老"五大特点。在今后很长一段时间内，老年人口快速增长的精神物质需求与相对不足的养老服务资源和供给之间的矛盾将是中国老龄事业和产业发展的主要矛盾，因此创新养老模式是解决人口老龄化难题的必然要求（朱勇，2014）。中国进入老龄化社会的同时步入智能化社会，运用智能科技满足日益增长的社会养老服务需求，是中国养老方式改革创新的必然选择（朱海龙，2020）。

一 养老服务数字化的缘起

智慧养老最早由英国生命信托基金会提出，当时被称为全智能化老年系统，即老人在日常生活中可以不受时间和地理环境的限制，在自己家中享受高质量的生活。因此又被称为智能居家养老，即利用先进的信息技术手段，面向居家老人开展物联化、互联化、智能化的养老服务（左美云，2014）。在最宽泛的定义中，智慧家庭是指家庭中安装了智能科技产品，包括一系列设备、感应器、触动器和开关，可以进行自动或者用户发起的通

---

① 《2022 年度国家老龄事业发展公报》，https://www.mca.gov.cn/n152/n165/c16620049999799 96614/attr/315138。

信。在这种家庭中，设备之间的通信可以赋能于人，提高人们的生活质量（Fisk，2001）。与智慧家庭相关的是智能环境。随着信息通信技术的发展，环境变得越来越智能化。借助科技的力量，老人可以居家养老，智慧家庭将为他们独立生活提供保障，避免摔倒、紧张、恐惧或者社会孤立（Kissoum et al.，2014）。智能环境在这里不仅包括物理设施，还包括一些社交媒介，帮助老年人缓解心理上的压力，满足他们的社会参与需求。从技术维度来说，这种智能化的家庭环境具有交互型和连结型特征。其中，交互型智能环境能够与用户进行声、光、位、影等多种形式互动，自主响应用户需求（Junestrand & Tollmar，1999）。除了智慧家庭（智能环境），与智慧养老相关的技术还包括智能老龄化技术（张泉，2020）。一般指利用生物医学、互联网技术来应对各种隐性医疗风险，促进和延续老年人积极主动与独立自主的生活方式（Evchina et al.，2016）。针对老年人的特殊需求，智能老龄化主要体现在两个方面：一是借助远程医疗、大数据等新兴技术，为老年人提供低成本的医疗服务；二是借助各种可穿戴设备，为老年人提供行为、认知、突发事件预警，降低老年人独居风险。

二　中国养老服务数字化的演变

国务院于 2015 年 7 月 4 日印发的《关于积极推进"互联网+"行动的指导意见》提出，"鼓励健康服务机构利用云计算、大数据等技术搭建公共信息平台，提供长期跟踪、预测预警的个性化健康管理服务。发展第三方在线健康市场调查、咨询评价、预防管理等应用服务，提升规范化和专业化运营水平。依托现有互联网资源和社会力量，以社区为基础，搭建养老信息服务网络平台，提供护理看护、健康管理、康复照料等居家养老服务"。该指导意见的出台对"互联网+"养老政策的制定起到了引领性作用（王晶、何祎金，2021）。我国智能养老技术在不同时期呈现不同的发展特征。

一是智能平台技术的发展。从 2015 年开始，最先发展的是智能平台技术。智能平台技术包含 SaaS 系统开发与维护、呼叫平台服务等。传统上政府承担养老服务的兜底功能，只注重机构，延伸到居家服务较为困难。最主要的原因在于居家服务的信息不对称，"老人找不到机构，机构找不到老人"，而由政府进行协商的成本高昂，智能化的信息平台恰恰弥补了这个缺陷。课题组在调研中发现，2015 年之后，各地政府建立了很多信息化的平台，通过购买信息平台的服务，提高养老资源的配置效率。以上海市为例，2024 年整个上海市已经建成区县级为老服务平台，政府通过该平台为低保、低收入等困难群体提供基本的养老服务。

二是大数据技术的探索。"数据共享""数据融合"等是大数据技术的核心议题。老年人健康信息分布于各级医疗系统中，社会保障信息分布于各级社保系统中，养老服务信息分布于各级民政系统中，发挥智慧养老的优势首先要破除数据孤岛，挖掘数据的潜在价值，以数据流、数据算法引导资源、技术和人才向稀缺部门倾斜。政府在数据资源的支撑、大数据技术及数据的并行存储技术、数据的预处理技术和数据的共享技术等方面发挥重要作用（张龙鹏等，2019）。其中，数据共享成为实现数据价值的前提。由于制度体制分割，数据孤岛问题仍然制约着老年公共服务的发展。以健康管理数据为例，老年人体检数据主要分散在医疗部门，随着长期护理保险制度的建立，越来越需要对老年人特别是失能老年人的健康状况进行长期跟踪管理，而获取老年人的体检数据是开展长期护理的根本前提，但目前卫生数据、养老数据与医保数据等相互分割，严重制约了老年社会服务的提供。

三是智能适老化产品的发展。新冠疫情对公共治理和公共服务体系造成了一定影响。由于获取信息能力较弱、数字素养较低，老年人无法适应数字化时代的消费及公共服务供给模式，生活质量受到影响。疫情之后，智慧养老的重点开始从智慧养老平台向适老化产品创新、智慧健康管理等方向转型。2021 年，工业和信息化部、民政部和国家卫生健康委联合印发《智慧健康养老产业发展行动计划（2021—2025 年）》，重点发展健康管理类、养老监护类、康复辅助器具类、中医数字化智能产品及家庭服务机器人。2022 年，民政部办公厅、财政部办公厅联合印发《关于做好 2022 年居家和社区基本养老服务提升行动项目组织实施工作的通知》，要求通过中央专项彩票公益金支持，面向经济困难的失能、部分失能老年人建设家庭进行适老化改造。根据课题组在试点城市的调查，智能化和适老化改造包含安装智能化设备与适老化设施。智能化设备包括网络连接设备、安全监控装置、语音或视频通话设备、生命体征监测设备、门磁感应器；适老化设施包括防压疮垫、地面防滑设施、床边护栏（抓杆）、安全扶手、手杖、自动感应灯具、洗浴设备配置、护理床、蹲便器改坐便器。

　　综上所述，数字化养老技术实际上早已有之，西方国家较早引入了数字化养老服务，以期满足老年人独立、健康、安全等养老需求，实现"健康老龄化"的长远目标。我国作为互联网技术迅猛发展的大国，将数字化技术融入养老服务后，数字化养老技术呈现了三个不同的发展阶段。第一阶段，数字化养老技术主要体现为智能化平台的投入、研发和应用。作为信息匹配和政府管理的工具，智能化平台提高了政府的公共服务效率。第二阶段，随着互联网、智能技术的成熟和发展，大数据、算法技术吸引了政策制定者的注意力，其将分散于各个部门的数据进行整合，更加精准地为老年群体画像，提供以数据为基础的整合服务成为政策发展的重点。第三阶段，新冠疫情之后，技术对公共服务组织的渗透增强，随之而来的是，老年人的数字鸿沟问题越来越突出。为弥补数字鸿沟，一方面要提高社会整体的适老化水平，另一方面要开发适老化产品，以一种"非侵犯性"的方式将老年人的需求纳入公共服务体系中。政策制定者的思路要从宏观视角向微观视角转变，将老年人的多样化需求置于智慧养老的核心领域。

三　中国数字化养老服务发展的特殊性

　　对比发达国家养老服务数字化转型趋势，本书认为，中国的数字化养老服务具有很强的特殊性。中国虽然已解决了绝对贫困问题，但长期的城乡二元经济发展格局，使城乡公共服务基础设施（包括数字化基础设施）存在发展不平衡问题。另外，由于城乡居民文化素质的差异，老年群体在使用数字化设备、数字化平台等方面也具有不同的接受程度，这就意味着中国的数字化养老服务发展进程并不是同步的，而是要契合城乡经济社会发展阶段和老年人的接受程度。改革开放以后，中国在一段时期内以经济建设为中心，养老服务、医疗服务体系建设相对滞后。数字化养老服务的发展不仅需要硬件设备，而且需要社会服务基础。目前中国养老服务事业产业发展还处于起步阶段，公共服务体制分割问题进一步延伸到数字领域。比如，各个系统分别搭建服务平台，平台与平台之间存在数据孤岛问题，抑制了数字化养老服务的整合发展。家庭是中国社会的基础，在现代化过程中，家庭依然承载着养老、抚育的功能。数字化养老服务常常需要嵌入家庭系统中，才能发挥出应有的作用，这也是与西方社会的差异之处。下面将从三个方面详细论述。

（一）数字化养老服务需要适应城乡二元社会经济环境

中国城乡经济差距较大、发展不平衡，智慧养老服务发展受城乡差异影响较大。经济发达地区（如北京、上海、深圳等）的智慧养老服务体系较为成熟，拥有完善的数字技术基础设施和强有力的资金支持，而农村地区由于基础设施薄弱、信息技术普及度较低，智慧养老服务发展滞后，这就导致城乡之间、不同区域及不同社会阶层的老年人之间存在明显差距。一方面，经济发达地区的老年人更容易接触到先进的智慧养老产品和服务；另一方面，农村老年人由于设备、网络及教育培训的不足，面临数字鸿沟问题。杨菊华认为，"智慧康养"中的"智慧"不仅仅是技术层面的，在重视平台营造的同时，不能忽视对老年人自身需求的了解及对老年人使用智能产品能力的建设，城乡二元结构造成城市老年群体与农村老年群体之间产生了数字鸿沟，经济、教育水平及网络基础设施建设的悬殊导致农村老年群体在信息技术获取方面的劣势。因此，如果在推进智慧养老服务的过程中忽视农村老年人的情况，那么将会进一步拉大城乡之间的差距，加剧农村老年群体的数字贫困（杨菊华，2019）。

（二）数字化养老服务需要与养老服务事业产业协同发展

养老服务事业产业发展是数字化养老服务发展的基础。党的十九大报告提出"积极应对人口老龄化，构建养老、孝老、敬老政策体系和社会环境，推进医养结合，加快老龄事业和产业发展"；党的二十大报告提出"实施积极应对人口老龄化国家战略，发展养老事业和养老产业，优化孤寡老人服务，推动实现全体老年人享有基本养老服务"。这意味着中国发展到现阶段，老龄服务事业产业发展将被提上议事日程。2015年国务院办公厅转发卫生计生委等部门《关于推进医疗卫生与养老服务相结合指导意见的通知》，对医养结合问题做了具体阐释："有限的医疗卫生和养老服务资源以及彼此相对独立的服务体系远远不能满足老年人的需要，迫切需要为老年人提供医疗卫生与养老相结合的服务。"在问题界定上，党的十九大之前养老领域的主要问题是社会化养老服务发展滞后的问题[①]，而到新的时期，养

[①]　《国务院办公厅关于印发社会养老服务体系建设规划（2011—2015年）的通知》，https://www.gov.cn/govweb/xxgk/pub/govpublic/mrlm/201112/t20111227_64699.html。

老领域的主要问题反映为医疗服务和养老服务结构分割的问题。因为政府职能部门分割，医养结合问题一直很难突破。互联网技术的引入，通过平台、数据、算法等技术革新，将医疗卫生数据与养老服务数据进行整合；通过医疗资源与养老服务融合，利用医疗大数据为老年人提供精准的综合医疗保健与养老照护（王海鹏等，2021），有可能推动医养结合制度创新。

从养老产业发展看，我国养老服务产业总量规模大但单体规模小、产业链过短过窄、产业间横向合作少、产业间融合程度低（杨立雄，2017）；在服务供给上，服务资源分散化、碎片化，且信息交流不通畅、供需不匹配（郭正模，2018）。互联网技术的发展为传统养老产业的发展提供了新的契机，养老服务产业供需信息不对称的问题可能得到有效解决；产业组织结构将更加扁平化，产业间的整合程度也可能得到提高（李扬萩、李彦章，2018）。同时，互联网技术将构建一种全纳产业链，需求信息、原料采购、智能制造、物流网配送、服务体验将全部被纳入网络化的生产组织中（江小涓，2017）。政府向智慧养老产业引入多种社会资源，推动智慧养老产业的发展及智慧养老服务市场的培育，可以为实现高质量、全覆盖的智慧养老产业奠定坚实基础（吴雪，2021）。

（三）数字化养老服务需要与中国老年人的传统生活方式和文化背景相契合

发达国家老年人融入互联网可以通过参加社区、社会组织培训来实现，虽然中国正式的社会组织非常缺乏，但是中国有一种传统制度和文化资源——家庭。国外对老年人互联网教化和学习在专业化或半专业化场景中完成，而中国老年人学习互联网的过程通常在家庭场景中。老年人在帮助子女料理家务的过程中，会与子女在特定的环境下形成长期互动，而在这种长期互动的过程中，子女会有意或无意为老年人使用互联网和社交网络提供示范，即扮演直接或间接的"引路人"角色。从调查数据来看，帮助子女照看家庭和做家务的老年人的上网人数占比要高于不帮助子女照看家庭和做家务的老年人，经常和子女有日常互动的老年人上网的可能性要大于没有和子女有日常互动的老年人（朱迪，2018）。美国人类学家米德在《文化与承诺：一项有关代沟的研究》一书中提出，原先处于被教化者地位的晚辈之所以能够"反客为主"，扮演教化者角色，是因为古往今来没有任何一代能够像他们一样经历如此巨大而急速的变化，也没有任何一代能够像他们这样"了解、经历和吸收在他们眼前发生的如此迅猛的社会变革"（Mead，1975）。伴随数字化、信息化发展成长起来的年轻一代，使用电脑和电子设备就如同呼吸空气一样自然；而对于年龄较大的一代来说，数字化技术是全新的知识体系。这种社会环境对于他们来说如同刚刚迁徙上岸的新大陆，不可避免地造成步履蹒跚、畏缩不前。在中国的社会环境下，传统的家庭文化通过"文化反哺"的方式，向老年人潜移默化地传播信息化的知识，提高老年人适应信息化社会的能力（周晓虹，2017）。

另外，随着数字技术的发展，家庭成员不仅可以扮演"引路人"角色，还可以扮演"数字管家"角色。目前越来越多的智能产品进入家庭，如摄像头、智能手环、智能床垫、智能报警设备等。这些产品重新构建了"家庭"概念，家庭成员不仅包括身边的家庭成员，还包括远程的家庭成员，家庭的边界借助媒介扩大化。家庭成员可以通过智慧养老系统为老年人的日常生活提供协助和支持，如提醒吃药、提供健康监测反馈、监督运动等；对于一些复杂的健康问题，家庭成员也可以成为家庭与医疗机构之间的桥梁。他们可以在线协助预约医生、安排就医，并帮助老年人理解医疗建议和治疗方案，确保老年人获得全面的医疗照护。总之，家庭成员的角色与智能技术相结合，可以形成更加完善的照护体系。

四　研究意义

新冠疫情推动了整个社会的数字化转型发展，从智能养老技术、政府管理平台到公共服务数字化，智慧养老逐渐渗透到老年人生活的各个领域。在学术研究中，这一趋向也较为明显。2019 年之前，学界多聚焦智能养老技术层面，主要探讨智慧化的内涵、智慧技术的形态等，对智慧养老组织及其实践过程关注不足；2019 年之后，随着智慧养老服务大规模实际应用和数字基础设施的普及，老年群体的数字鸿沟问题凸显，研究重心开始转向数字鸿沟及其与传统分层体制之间的关联性。本书认为，有关智慧养老的研究，即智能养老技术、技术与组织之间的关系及老年人的主体性问题，目前还相当匮乏。

从智能养老技术的发展看，与西方智能养老技术发展路径略有差异，中国智能养老技术发展具有政府主导特征，最初主要由政府开发智能化养老平台，服务于政府监管与政府治理。随着大数据技术的兴起，数据整合及其带来的算法能力为公共服务发展带来了新的可能。以智能画像为基础，重新配置公共资源，成为新的发展方向。同时，疫情期间，在线技术被动扩张，老年人不得不进入技术普及的社会形态，从个人生活到公共服务供给，技术渗透到老年人生活的方方面面。技术系统作为传播媒介和技术工具，既可以赋能老年人，提高其自主选择能力，又可以带来反向"控制"，影响老年人的自主性和效能感，而这取决于整个社会养老服务制度建构的价值观念。总体来讲，现有的智能技术建构更多围绕技术的逻辑或者治理的逻辑进行设计、组织和运作，对老年人的主体性认识不足。

家庭系统、社会系统和公共系统是传统上围绕老年服务的三个关键系统，技术的发展必然需要嵌入传统系统当中，发挥其应有的作用。从技术与组织的嵌入过程看，随着适老化产品的应用，家庭的物理边界被打破，不与老年人同住的子女也可以通过智能设备实现照料和看护功能，但日常的护理工作仍然不能通过智能设备完成。从社会系统的角度看，智能平台及设备拓展了社会组织的边界，其服务能力已经不局限于机构、组织内部。通过设备数据，社会组织可以与家庭融合，实现一些线上线下结合的服务功能，弥补家庭系统的不足。但是研究也发现，智能化的技术逻辑与传统的照护逻辑存在一定的张力，算法背后的时间逻辑恰恰淡化了护理背后的情感逻辑，这是技术在发展过程中无法解决的矛盾。

从公共系统与技术的嵌入看，智能平台或大数据技术在一定程度上提高了公共服务效率，但传统公共系统的行政化倾向并没有因算法而得到削弱，反而因算法的掌控而得到重构。西方学者在研究过程中，提出了"基层数字官僚"的概念（王晶，2024），即基层治理结构将在数字平台治理中得到复刻。Sara区分了三种数字技术的影响，即虚拟参与、交易自动化和数字分流。虚拟参与可以减轻政府和服务主体的负担，但可能使互动冷漠化；交易自动化遵循理性化流程，可以提高效率，但对公民的数字素养提出了更高要求；数字分流较为智能化，但可能带来系统性的歧视与偏见（Ball et al.，2023）。

最后，也是最重要的，数字技术应用的核心目标不应是技术本身，而是提高老年人的可行能力，将老年人置于数字技术的核心位置。但在智能技术普及的过程中，老年主体往往是被边缘化的，无论是在智能养老技术的引入、设计过程中，还是在智能养老技术的实践过程中，老年人经常处于失语状态。从工具性视角看，老年人的失语，导致技术的使用效力本末倒置，老年人并没有从技术普及过程中获得福利。一方面，数字鸿沟问题导致潜在社会排斥的出现；另一方面，即便被适老化设施覆盖，老年人也没有参与智能产品的设计。从伦理性视角看，技术本身的建构意义是值得思考的问题。技术一旦进入社会，就不再是被动的主体，其自身也有主体性，可能拥有一定的社会权力。在老龄化社会中，老年人具有一定的主体性，可以成为参与社会治理的主体。如果技术治理的逻辑倾向于前者，那么技术的发展方向必然是漠视老年人的自主性，将老年人作为被动的主体；如果技术治理的逻辑倾向于后者，那么技术的发展方向应围绕老年人自身的主体性需求来设计，以老年人的自主性和需求为核心，通过技术整合家庭、社会、公共系统，建构一种更加包容的数字化组织形态，增进老年人的福祉。

五　内容与结构

第一章介绍了中国养老服务数字化转型的研究意义。中国养老服务数字化转型所嵌入的社会经济文化背景与西方社会存在显著的差异，以中国社会经济文化背景为基础，探讨养老服务数字化转型研究的学术价值，具有重要意义。

第二章探讨了数字技术与组织转型的理论基础，以将数字技术作为一种社会组织模式为切入点，从技术社会建构论、行动者网络理论等视角，探讨了数字技术与社会组织研究范式的转换。本章最后落到行动者网络理论视角。行动者网络理论额外关注"非人类"（比如技术）以及"令技术与组织联合成为可能的工作"，这与本书的目标相契合。此外，本章还进一步从行动者网络理论出发，分析养老服务技术的设计与组织过程的可能性。

第三章提出了本书的分析框架，家庭系统、社会系统、公共系统与数字技术之间的关系是互补、协同和互动的。在数字化养老服务体系中，家庭系统为老年人提供基础的照护和情感支持，社会系统进行资源整合和提供服务，公共系统则为养老服务提供政策支持、健康管理和社会保障。数字技术的应用打破了传统养老服务的界限，促进了这些系统之间的协同，推动了老年人生活质量的提升。本章以行动者网络理论为基础，当技术造物进入老年人的家庭系统、社会系统、公共系统时，技术内嵌的规范、角色和规定已经内化其中。这对三类养老服务系统将产生深远影响。因此，本书在接下来几章的研究中，一方面探讨数字化养老服务技术所内嵌的一些行动规则，另一方面探讨数字化养老技术对家庭系统、社会系统、公共系统所发挥的重塑作用。

第四章聚焦发达国家数字化与公共服务系统发展。互联网与信息技术的发展和应用，极大地改变了西方公共服务的供给方式。对于社会来说，数字化信息技术降低了组织运行成本，提高了组织运行效率。对于老年个体来说，互联网技术和公共服务的相互嵌入，提高了公共服务的可及性和便利性。然而，数字化公共服务也带来了一些社会问题：技术鸿沟使一部分受教育程度较低的老年人、残疾人很难融入数字世界。发达国家通过实施家庭、社区、社会组织的干预策略，极大程度地提高老年人的数字融入能力。

第五章从政府购买服务视角切入，探讨制度文化在组织与技术互构中的影响。2015年之后，随着国家层面和地方"互联网+"行动计划的出台，各级地方政府展开了锦标赛式的竞争，对"互联网+"养老服务信息化建设的需求井喷式增长。政府作为养老服务平台组织的核心参与主体，通过各种方式参与技术和组织的互构过程，那么地方政府将通过何种方式（资本、技术、管理、运营等）进入平台组织？这对平台化养老服务的组织形式、组织关系、行动主体策略选择、组织绩效等产生了怎样的影响？这是本章探讨的核心问题。

第六章探讨数字技术对长期护理服务产生的影响。数字技术对传统养老服务组织过程产生了重要影响，形成了养老服务中的泰勒制。养老服务被切割成更加细小的、标准化的服务模块。通过具体服务模块的远程控制，管理者加深了对护理员的控制。本章进一步分析了数字技术引入与照料价值、照料伦理等问题。

第七章从机构养老视角切入。随着互联网、大数据、人工智能技术的迅猛发展，机构养老服务也在快速转型，部分机构引入了智能设备，远程监测居家老年人的健康状况。本章以上海市"堂食"+"外卖"一体化养老模式为例，以从机构养老向"机构+居家一体化"服务转型为背景，探讨智能设备在居家养老服务组织转型中扮演的角色，并对现有智慧养老服务存在的问题进行深入剖析。

第八章从家庭养老视角切入。传统家庭养老模式下，家是一种非制度化、私人化的空间场域；在技术嵌入背景下，家的传统生活边界被打破，家作为一种社会生产空间对家庭成员之间的关系进行了重塑。本章以老年人绑定子女亲情卡为例，基于老年人日常生活中经常使用的在线支付互动过程，从亲情卡的功能、亲情卡背后的家庭权力关系等视角出发，探讨数字技术与家庭结构、家庭关系的转型过程。

第九至第十章聚焦老年群体。在网络社会中，互联网成为人们日常生活中不可或缺的工具，其便捷性和高效性极大地冲击了传统的社会行为模式。但互联网的普及并没有为社会中的所有人群提供同等的机会。由于硬件、软件和能力上的差异，传统的弱势群体，如老年人、残疾人，在互联网社会改变生活的机会可能要少于一般人群。那么互联网使用是否能够提高老年人的可行能力？家庭、社区、政府等组织是否可能提供重要的中介机制？第九至第十章将以微观调查数据为基础，分析互联网对老年人健康状况、社会参与、主观幸福感的影响。

第十一章运用 CiteSpace 动态分析了中国养老服务数字化的发展趋势。数字化养老服务的演化过程经历了从简单的呼叫系统到复杂的人工智能、大数据和物联网应用的逐步发展。每个阶段的技术应用都大大提升了养老服务的质量和效率，推动了传统养老模式朝着数字化、智能化、个性化方向转型。随着技术的不断进步，未来的数字化养老将更加注重老年人的个性化需求，利用先进的技术提供更加全面和人性化的服务。

第十二章为本书的总结部分，从宏观视角探讨了数字化改革的路径。随着新数字生态下技术与组织的交织融合，信息技术内嵌的不平等与社会排斥生产机制也在发生变化，在供给侧引发的数字鸿沟问题越来越受到研究者与政策制定者的重视。本章探讨了数字社会跨越供给侧引发的数字鸿沟的机制，从政府公共服务、数字化社会服务、技术框架设计三个维度，提出了数字化改革的基本路径。

第二章
理论基础：技术作为一种社会
组织模式

一　引言

何谓技术？关于技术，最经典的观点可能接近"技术是一种有形之物"。然而，考虑到数字化时代下技术的虚拟化和软件的普遍化，这种单一观点很难支撑我们对技术的理解。利奥·马克斯曾指出，工业革命以来，技术设备意味着规模扩大和相互依存（Marx，2010）。以铁路为例，要让铁路的运行成为可能，不仅需要钢轨等物件、工人的建设活动及专业的工程知识，还需要大型公司的运营和制度架构。因此，技术也是一种社会组织模式。

1814 年，英国人发明了火车头，但若没有 1820 年以来钢轨的大量制造，铁路就不可能出现。其他必要的物质基础还包括桥梁、隧道、铁路车辆、信号和车站。除此之外，铁路的建造、运行和维修需要众多技术熟练的工人参与，这些活动涉及专业知识。这些新系统的范围和复杂程度，也使"机械技术的组织基底"成为必要。要令铁路运行，资本投资的大型公司结构必须到位。铁路运作的制度框架也包含轨距和时区的标准化。各种铁路技术的结合——物体、实践和知识，最终形成了一整套社会技术系统。因此，马克斯认为，技术是一种社会组织模式。

（Matthewman，2011）

实际上，社会理论家早已采用"技术作为社会系统"的定义。马尔库塞在其撰写的《技术的社会意涵》（*Some Implications of Modern Techonology*）一书中将技术定义为"一种生产模式，是展现机械时代特征的工具、装置和发明的整体，同时是组织并延续社会关系的模式，是流行思想与行为模式的具体化，也是一种控制和支配的工具"（Markuse，1995）。福柯很早就看到技术作为社会组织系统的意义，并引导我们关注现代性的主要机构——兵营、工厂、医院、监狱和学校，从而识别出由全视主义原则概括的新统治形式——"改变个人的建筑：作用于它所庇护的人，控制他们的行为，将权力的影响直接传递给他们，使了解他们、改变他们成为可能"（Foucault，1997）。对于福柯来说，西方工业革命正是资本积累与这种表现为新的社会控制形式的技术革新的结合。福柯甚至详细划分了四种类型的技术：生产技术、符号系统技术、权力技术和自我技术（Foucault，1997）。而福柯几乎从不被视为技术理论家的原因主要在于，他的理论从来不将技术作为物质。在技术理论的脉络中，他的价值也正在于这些非物质的技术领域。

马克思对"工业时代的技术"的描述也是从社会系统的角度认识的。"他钦佩技术所能做的事情，也蔑视技术被用来做的事情"，较好地概括了马克思社会理论对于技术的态度。一方面，在马克思的物质性叙事中，技术改变了社会的整体面貌，生产力与生产关系的变迁构成了整体社会转型的动力来源，人与生产工具的关系也决定了个体所处的社会位置。另一方面，从有关人的异化、商品拜物教的论述中，可以看到马克思对于人的主体性被物的统治抹除的担忧。依据马克思的论述，产生工业革命的决定性转变，是从主观技术到客观技术的转变：过去是工人控制机器，现在是机器控制工人。机器制造机器是变革的技术基础，正是这种机器的资本主义诞生了马克思所说的无产阶级（Marx，1990）。但是，马克思并未将问题的解决方式还原到机器——"机器在当今时代的应用是我们当前经济体系的关键之一，但利用机器的方式与机器本身完全不同（Sweezy，1968）。粉末就是粉末，不管是用来伤人还是包扎伤口"（Marx，1978）。生产力与生产关系的区别在此至关重要，马克思赋予生产关系（社会组织劳动的方式）决定性作用（Marx，1990）。扩展马克思技术理论的还有两个传统学派：法兰克福学派和劳动过程学派。法兰克福学派批判物在文化生产和消费领域的统治，劳动过程学派讨论技术的控制权从劳工转移到管理者的现象及技术的政治性（Noble，1984）。

总之，我们需要从社会系统的角度认识技术。重叠了物体、活动、知识、组织模式等多个形式的技术系统，要想顺利运行，离不开相应社会系统的支持。目前，对技术系统理论化的视角大致可以分为三种。首先是技术决定论。技术决定论认为，技术自身特性会对组织模式及组织行为产生单向的因果影响（Woodward，1958）。技术作为独立因素决定组织变迁，而组织模式的存在需要适应技术变迁。因此，技术与组织结构存在一一对应的关系。早期研究者刻意忽视了技术得到应用并充分发挥潜力的结构条件、制度安排及行动者互动的复杂过程（Orlikowski，1992）。大多数社会学家更倾向于从技术社会建构理论或行动者网络理论视角看待技术与社会的互构关系。后文我们将重点讨论这两个理论。

二　技术的社会建构

20 世纪 70 年代，法国组织社会学家克罗齐埃和费埃德伯格开创了一种新的组织分析范式。组织或制度的变迁本质上是一种有组织的集体行动过程。在这一过程中，行动领域的复杂权力关系、资源结构构成了深层的影响机制（克罗齐埃、费埃德伯格，2007）。在此基础上，技术社会建构理论逐渐发展起来。该理论着重探讨技术变革过程中其嵌入的社会结构、制度背景对技术变革的影响。代表人物巴利认为，"技术确实以一种规律性方式影响了组织结构，但其影响有赖于内嵌其中的特殊的历史过程及制度环境"（Barley，1986）。这里技术不再被看作组织模式的决定因素，而是一个"触发器"，促成组织结构的改变。技术对组织模式的影响与特定的制度环境、组织环境共同发生作用。因此，技术究竟在"什么方向上"影响组织模式的变革，取决于利益相关者的激励行为、组织的初始状态和外部的制度环境因素。换句话说，在技术应用过程中，相关主体应该被放在更重要的位置。技术对组织的建构通过参与者和参与者与组织及制度的互动实现，而组织对技术的影响也受特定组织环境和制度环境的制约，组织与技术之间存在相互建构的关系（邱泽奇，2005）。

按照技术社会建构理论创始人之一比杰克的论述，技术社会建构理论的研究步骤可以分为三个（Bijker，2010）。第一步是识别相关社会群体。技术社会建构理论首先引入了"相关社会群体"的概念，以专注于这些群体如何理解技术及其面临的具体问题。第二步是追踪技术的稳定化。技术社会建构理论通过相关社会群体的描述认识技术，由于技术需要靠群体赋予意义，不同的群体会对技术产生不同的理解，技术的认知、使用受社会群体宰制。第二步的结束就是技术的稳定化。通过社会互动和社会竞争，技术最后趋于稳定化，其中稳定化是群体内部的符号学活动，牵涉的是意义的固定。第三步是以技术框架解释技术的稳定化过程。技术一旦稳定下来，就会与社会制度一同构成技术框架，对人们的行为产生制度约束（Bijker，1995）。

在技术社会建构理论的晚近研究中，比杰克认为技术社会建构理论有三个重大改变：关注重点从特定技术转向技术文化、从技术的社会建构转向技术与社会的共同生产、从人造物的政治转向现代科学技术社会的政治（Bijker，2010）。从技术社会建构理论的晚近发展中，可以看到行动者网络理论的影响越来越显著，非人类的能动性得到重视。基于技术与社会共同生产的观点，技术社会建构理论在衡量技术影响时强调的是顽固性而非诠释的灵活性。顽固性表现为两种形式：封入（close-in）与排除（dose-out）。封入是指使用者被强烈纳入技术框架，排除是指使用者被技术排除在外。以老龄化技术为例，在特定的技术框架内，老年群体只能被动地适应技术，被纳入技术框架；反之，则有可能被排除在技术框架之外。

三 社会的技术建构：行动者网络理论

相比于技术社会建构理论，行动者网络理论具有一定的颠覆性。因为它关心的是技术对社会的建构，强调的是非人物质的能动性，所以与传统的社会学研究大相径庭。技术社会建构理论与行动者网络理论的差异如表2-1所示。

表 2-1　技术社会建构理论与行动者网络理论的差异

内容	技术社会建构理论	行动者网络理论
社会观	从隐喻的角度看待社会建构（技术虽然看起来是技术，但其实代表了某种社会性），谈论技术的意义	从实在的角度看待社会建构（社会建构依赖非人类和人类的异质组合），谈论技术本身
技术观	技术并不独立存在，依赖社会互动	赋予技术本体论尊严
研究类型	更关注技术创新，回溯已完成技术的历史	更关注技术实践，立足技术正形成的当下
研究方法	档案分析等	民族志
解释形式	倾向于社会基础具有稳定性，假设行动者和群体的意义、愿望是相对固定的	社会稳定是技术封闭的结果而非原因，因为组织和技术的互构成功地解决了社会问题

资料来源：根据《技术与社会理论》（马修曼，2023）第五章、第六章内容整理而成。

（一）社会观

如果把行动者网络理论视作一种社会理论，那么与传统社会理论对社会的理解相比，行动者网络理论的社会观也可以分三步理解。首先，正如拉图尔所说，无论社会学家的研究对象是什么，关注的真正事物结果总是其他东西（如某种社会功能），弃置了对象的客体属性（Latour，2000）。行动者网络理论则敦促我们认真对待社会中事物的客体属性。[①] 其次，相比于社会科学家只研究那些有人类介入、具有社会意义的事物，行动者网络理论认为，对事物本身进行研究是具有社会学意义的，因为事物也是能动者。最后，行动者网络理论实际上将社会理解为由非人类（如技术）和人类异质组合而成的行动者网络。因此，它主张社会的社会学（sociology of the social）应当替换为联结的社会学（sociology of association），社会这个观念必须替换为集体（Latour，2005）。

在一份晚近行动者网络理论宣言《重组社会》中，拉图尔正视了自己思想中的社会学传统，并在与传统社会学论辩的过程中梳理了他的基本理论主张。拉图尔挖掘了社会学中被遗忘的塔尔德传统，抨击了以涂尔干为代表的主流社会学，并区分了以前者为代表的联结的社会学（Latour，

---

① 拉图尔（Latour，2000：109）列举的一个经典案例是宗教，比如涂尔干认为宗教的实际信仰对象是社会。

2005）和以后者为代表的社会的社会学（吴莹等，2008）。拉图尔认为，社会学当前盛行的社会的社会学的主要问题在于，将社会视为一个实体，一个用来解释科学、技术、宗教、政治等事物的剩余范畴，而这种解释将中断事物之间"联结"的运动。拉图尔主张社会在本质上只是异质性事物之间的联系，因此应当把社会作为解释的终点而非起点（Latour，2005）。拉图尔意图通过行动者网络理论完成的这项未竟任务就是"重组社会"。

（二）技术观

在《科学在行动：怎样在社会中跟随科学家和工程师》（*Science in Action: How to Follow Scientists and Engineers Through Society*）一书中，拉图尔开宗明义地陈述了自己研究科学技术的方法——他的研究是要从科学的最终产品转向其生产过程，从"冷却了的"稳定的客体转向"正在升温的"不稳定的客体，也就是在事实和技术变成"黑箱"之前跟随科学家考察形成中的科学（Latour，2005）。拉图尔提出了"技术科学"这一概念，用来指称现代科学体制下由科学家、工程师与投资者等各类同盟者（包括科学陈述的反驳者）以及各种非人类行动者（如智能技术）构成的网络（王荣江，2022）。换句话说，拉图尔使用"技术科学"而非"科学技术"这一概念的目的，在于强调现代科学与技术的不可分离性。科学实践活动不仅需要"专家"在实验室内部孜孜不倦地努力，也需要"老板"激发实验室外部所有相关行动者的兴趣。技术科学活动的实质在于构建更大、更强的网络（西斯蒙多，2007）。

"技术"或者说"人造物"本身应被视为行动者。行动者网络理论的另一主要作者劳指出，"科学技术与社会"研究的核心主张是"技术科学既是对现实的实践，也是对这些现实的表征"（Law，2008）。对于社会学来说，技术与组织作为社会的一体两面，两者无法区分，并且区分没有意义，微观与宏观、人与非人同样如此。依据拉图尔的观点，技术承担了中介功能，具体包括四个方面的意义：技术创造了干扰；技术提供了新的组合和关系，促成了新的交换；技术折叠了时间和空间；技术具有能动性（马修曼，2023）。在行动者网络理论看来，社会和技术都产自行动者网络，因此，这一理论拒绝大部分标准社会科学二元论。古代与现代、微观与宏观的区别只在于网络的规模和复杂度上，主体和客体并不对立，社会和技术的对立也并无意义。[①] 相较于标准社会科学二元论的思考方式，行动者网络理论更偏好强调行动者网络稳定性、关联性的强弱，最终目的是解释什么维系了社会。与传统社会学相比，行动者网络理论额外关注"非人类"（如技术）及"令技术与组织联合成为可能的工作"。

四　行动者网络理论在养老服务数字化领域的应用

在技术与社会理论领域，老龄化技术与社会的建构过程逐渐引起社会学家的重视。Peine 和 Neven（2019）使用"拉图尔鸿沟"这一概念描述智慧养老领域的境况：一方面，社会科学家关注老年人的社会生活，研究老龄社会组织形态；另一方面，工程师和设计师关注创造适合老年人生活的技术或是能够积极干预老年人生活的技术。这种研究领域的二元划分割裂了对人的研究和对技术的研究，忽视了人与技术之间的关系。而这一境况的后果就是老年技术中的干预逻辑——工程师和设计师在社会科学家的帮助下，将老龄化概念化为技术设计的目标（老年人被客体化，被视为需要技术干预的对象）（Peine & Neven，2021）。在这种干预逻辑下，技术对老年人的作用和意义是固定的，智慧养老研究的任务就是了解技术使用的动机或者评估技术的影响，而老年人与技术的实质关系被置于主流研究的边缘地位。相对地，行动者网络理论将有助于揭示不同行动者如何共同塑造技术，以及技术在老年人生活中的实际意义。

（一）养老服务数字化技术的设计

在养老服务数字化技术设计的过程中，工程师和设计师这类行动者的目标不一定符合老年人的实际需要。一方面，既有的刻板印象甚至老龄歧视的偏见仍然存在；另一方面，在市场资本或政策计划的宏大叙事下，有可能存在将老年人的身体问题化以使相关项目的投资合法化，以及将老年人描述为体弱多病，从而将资金限制在与此意义相关的技术问题上的问题，如银发经济等概念（Marshall & Katz，2016）。

同时，养老服务数字化设计过程也意味着需要降低复杂性、需要与数

---

① 拉图尔（Latour，1988）指出，两军交战之际，我们并非一边是裸体，另一边是武器和制服。

字基础设施等非人类行动者本身的特性相适配。就较为前沿的社交机器人项目来说，技术起初承载的是建设积极老龄化社会的目标，最后却窄化为"虚弱""损伤"的老年人提供智能化养老服务。技术框架缩小范围不是基于老年人的主体性需求，而是综合考量机器人的具体要求，项目的可管理性、可扩展性产生的副产品。无论是在发达国家，还是在发展中国家，老龄化技术框架优先考虑的都是容易量化的需求（如防止跌倒），而非抽象的人类需求（如老年的心理需求、自尊需求、社会参与需求等）（Peine & Moors，2015）。在这种技术框架支配下，老年人生活世界的复杂性和多样性不可能完全被设计涵盖。

（二）养老服务数字化技术的使用

当技术造物进入老年人的生活世界时，设计者对规范、角色和适当行为的（不透明）规定已经内化其中。这类技术设备既包括老年人主动触发的技术设备（如报警挂件），也包括老年人被动接受的技术设备（如基于红外线等技术的远程监测器）。后者显然给老年人留下了更弱的控制权和有限的行动自由。

作为技术的使用者，老年人的行动不一定符合技术框架本身承载的期望。比如，报警挂件的期望是老年人能够一直佩戴挂件，但老年人只在特定的时候佩戴，这可能是源于老年人对自身脆弱性身份的反抗。在一个案例中，一位老人坚持不佩戴报警挂件，她认为这是年老体弱的标识，当穿戴这类设备时，邻居就认为她的健康情况非常糟糕（López Gómez，2015）。因此，老年人的价值观念与技术框架产生了冲突。在技术世界中，有些行为不合规，但在老年人的生活世界中，有尊严地活着才是有意义的。

一个值得注意的问题是，在老年技术领域讨论技术使用的主要行动者时，不能忽视老年人所处的家庭，老年人的子女有可能是在技术使用中更具主导权的行动者。正如在远程监控技术的案例中，老年人遵守定期响应设备的约定，可能是出于减轻子女压力的目的（López Gómez，2015）。

五　讨论与反思：理论未竟的思考

技术社会建构理论和行动者网络理论为技术与社会理论的理论地图提供了一种视野广阔的导引。从数字化时代下社会政策的学科关怀出发，可以进一步关注以下两点。

一是技术创造群体与技术边缘群体的区分。技术社会建构理论和行动者网络理论都只关注技术的缔造者，而社会政策的使命在于关心那些不得不被技术影响的边缘群体。正如拉图尔承认自己的观点与常人方法学的相近，拒绝先行带入既有的社会观念、转而在研究中关心主体之间社会互动的方法取向也需要面临忽视社会结构的批评（Latour，1986，2005）。社会政策的视野特别关注社会不平等的结构性背景。在老龄社会中，无论是在技术设计还是在技术运行过程中，老年人都是被排斥的群体。这一点是我们在研究中需要关注的问题。

二是如何以技术理论化的观点研究老年社会政策。技术理论化要求我们在思考数字化时关心那些具体的新兴技术。比如，我们将如何理解"互联网平台作为一项技术"？以互联网平台为研究对象之一的数字社会学研究，通常将互联网平台视为一种新的经济形态或组织模式，并可能进一步依据社会结构理论传统审视互联网平台带来的新社会关系（赵一璋、王明玉，2023；陈龙，2022）。另外，可以尝试打开互联网平台的算法"黑箱"并给予社会学解读。有学者采用外部准实验的方式，发现互联网平台信息推送的结果并不是为用户打造单一主题的"信息茧房"，而是呈现为主题多样化但语义窄化的形态（刘河庆、梁玉成，2023）。从行动者网络理论出发，可以反思这类平台算法如何将使用者成功"转译"为忠实的用户。此外，作为一项技术的互联网平台，是在与用户的互相建构过程中不断更新形态的。Nguyen 和 Beijnon（2024）认为，算法"黑箱"有可能只是大型科技公司的公关手段——无论是算法侵犯隐私还是算法歧视问题，都只需要解释为算法是个难以参透的"黑箱"，因此需要运用政策手段（如教育、培训等）提高用户的数字素养，以避免潜在的隐私侵犯，而这也可能进一步改变技术本身。

第三章
数字技术与养老服务转型分析框架

一　研究内容与研究框架

在智能养老技术嵌入老年服务过程中，以老年人为中心，存在三个系统，即家庭系统、社会系统和公共系统（王成等，2023）。本书研究框架如图 3-1 所示。

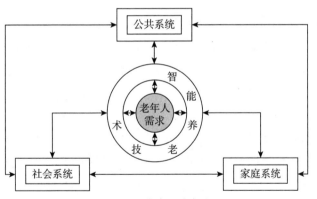

图 3-1　本书研究框架

（一）智能养老技术嵌入家庭系统

在智慧养老服务体系中，家庭系统既包含不同的社会主体，也包含不同的技术场域。借由现代科技，将政府、市场与社会资源引入"家"中，可以补充传统家庭养老服务的内容。家成为一个共同生产的空间，而技术既可以作为工具，也可以充当渠道和媒介。智慧养老与居家养老的交叉在于利用先进的科技手段，将老年人与社区、养老机构等紧密联系起来，整合现有的服务资源，识别化解老年风险，打破固有的机构化养老服务的限制，满足老年人原址养老的需求（贾玉娇、王丛，2020）。技术嵌入居家养老服务具有两种研究路径。第一种研究路径强调技术革新对服务体系的优化作用，服务体系的"智慧"与技术单方面相关。在此价值取向主导下，老年人作为智慧养老服务的需求表达者异化为养老服务的被动接受者，技术将老年人纳入应用系统或平台，老年人成为技术的客体，是技术改造和提高的对象（董红亚，2019）。第二种研究路径强调行动者网络的作用，家庭组织作为传统的再生产主体，一定会对技术产生能动性作用。规范化过程理论（Normalisation Process Theory）描述了在组织内嵌入和整合技术的机制。该理论提出了四个构念，即意义构建、认知参与、集体行动、反身性监测（Davis，1989；Urray et al.，2010）。当一项新技术嵌入原有的家庭系统时，老年人首先从意义建构角度对技术产生新的认知，并从自身拥有的知识、所处的环境出发对技术进行理解和评价，进而产生新的行为。这些新的行为可能是制度原来预期的方向，也可能与制度预期的方向背道而驰。

2021年，在国家适老化改造的推动下，越来越多的适老化产品进入老年人家庭。通过各种硬件设备，老年人的个人、家庭生活或主动或被动地嵌入智慧养老服务体系中，成为智慧养老服务的一部分。目前，适老化设计进入家庭，能否起到应有的作用？其作用主要体现在老年人个体和家属是否理解并接受智能化产品背后的治理逻辑上。在信息技术嵌入过程中，老年人个体和家庭的能动性不能被忽视。以适老化产品嵌入家庭为例，如果老年人将其视为一种"监控"的工具或者"失去生活能力"的符号，那么在使用过程中，其对技术的消极性接受和被动响应是必然的结果。反之，如果信息技术符合老年人的认知需求，那么家庭系统与智慧养老的联结，可以填补断裂的"家"空间，形成新型互动机制（贾玉娇、王丛，2020）。

（二）智能养老技术嵌入社会系统

2017年，国务院印发《"十三五"国家老龄事业发展和养老体系建设规划的通知》，提出了"四位一体"的养老服务体系，即"以居家为基础、社区为依托、机构为补充、医养相结合"（高雅祺，2022）。智能养老技术正是以"居家""机构""医养结合"等系统为基础，通过组织互嵌，打造新的养老服务模式（梅仪、华晔，2023）。而养老机构则可以依靠人工智能设备提供"堂食"+"外卖"的智慧养老服务，这有利于缓解老年照护资源不足（魏强、吕静，2021）、养老护理员短缺的问题（吴雪，2022）。

事实上，智慧养老机构并不是简单地将智能技术与养老机构服务等进行叠加，而是利用智能技术，延伸了组织服务的边界（田钦瑞、李桥，2024），同时改变了组织内部的一些规则。传统养老服务组织的核心更多聚焦组织内部，通过增加床位获得高收入。随着智能技术的引入，企业服务的内容和范畴有所增加，从服务内容来看，涉及老年人健康管理、远程监护、居家管理服务等（徐兰、李亮，2021）。在适老化项目改造过程中，通过智能产品的嵌入，将居家养老附着于智能产品上，提高了传统养老服务主体的能力。另外，从组织内部规则来看，智能养老技术的引入，对组织内部的人员配置产生了重要影响。护理员既要满足组织内部的照护需求，又要满足组织外部的照护需求。智能技术嵌入养老组织，重新构建了养老服务资源匹配机制，通过数据算法工具，将老年人的需求与护理员的时间进行精准匹配，最大限度地挖掘了护理员的时间资源。然而，这个过程存在一些伦理上的争议：护理工作是不是可以标准化？护理工作是一种人对人的服务，不可避免地存在"情感劳动"。通过大数据、算法确定资源分配的流程和规则，与"情感劳动"的不可化约性形成新的张力，是智慧养老领域讨论的热点问题（张智慧、苏熠慧，2022）。

（三）智能养老技术嵌入公共系统

智慧养老服务体系是外部性极强的公共产品，需要政府部门的参与和支持。从政府的角度来说，将公共服务外包给一家主体是最节省行政管理成本的方式。因此，地方政府倾向于委托大型垄断企业搭建智能化养老服务平台。在智能化养老服务平台实际运作过程中，垄断企业与政府之间的关系非常微妙。一方面，垄断企业与地方政府建立了战略伙伴关系，在其他业务上存在交叉关系；另一方面，垄断企业拿到政府的订单之后，在制定服务内容上具有很强的自主权。企业通常将自身盈利业务纳入养老服务，通过"搭便车"获得政府收益。正因如此，平台企业具有很大的自由操作空间。它可以为提供老年人代理服务，为老年人制定养老服务包，至于养老服务包是否符合老年人的客观需求，则缺乏更多的制度加以约束（王晶，2023）。综合来说，大数据技术、智慧平台技术是把"双刃剑"，在提高公共服务供给效率的同时，也带来了数字官僚、算法歧视等风险。政府部门需要预防技术运用的责任风险，提升技术后期应用的稳健性，提高算法、大数据、区块链及人工智能等技术运用的标准，不断完善有关虚拟养老技术应用的规章制度，将技术运用更多置于制度及规范的框架下运行（张洋阳、黄建洪，2023b）。

（四）老年人在技术应用中的主体性问题

智慧养老理念经过十几年的发展已成功转化为实践，通过先进信息技术手段对老年人的服务需求进行准确分析和预测（李力等，2023），能在一定程度上增进老年人的健康福祉（伍麟、张莉琴，2022）。然而，受身体机能和数字素养等因素的影响，"数字鸿沟""数字融入"等问题逐渐出现在智慧养老服务组织过程中，阻碍了老年群体获取信息福利。相较于其他群体，老年人由于在认知理念上存在更强的价值性壁垒，个体资源禀赋先天差异性大导致数字能力弱，加之技术设计不友好，更容易在数字社会受到排斥（陆杰华、韦晓丹，2021）。部分老年人因不使用互联网或电子设备而不具备获取智慧养老服务的基本条件，智慧医疗、智慧养老、电子政务等数字公共服务的覆盖范围有限（周向红、林松涛，2023）。城乡二元结构造成城市老年群体与农村老年群体之间产生数字鸿沟，经济、受教育程度及网络基础设施建设悬殊导致农村老年群体在信息技术获取方面的劣势（杨菊华，2019）。这些造成了老年群体智慧养老信息不对称，扩大了数字鸿沟。数字鸿沟的存在使老年群体无法有效地与智慧养老平台建立联系和保持互动，导致他们的养老服务需求被忽视和边缘化，降低了老年人对养老服务的满意度，同时限制了养老服务需求的扩大效应，导致养老市场虽然潜力巨大，但实际上存在严重的养老服务供给不足问题（马萍，2022）。有鉴于此，学界针对"数字鸿沟""数字适应"等问题进行了多方面、多角度的探讨。杨菊华（2019）认为，养老的核心是对人的服务，智慧康养中的"智慧"不仅仅体现在技术层面，也体现在产品和服务针对老年人需求的人性化程度，不能为智慧化而智慧化。杨一帆、潘君豪（2021）指出，一些数字产品或服务过于强调"老年属性"，有时会形成逆向歧视，受到老年群体"不服老"的排斥。姚兴安等（2021）研究发现，主观规范、感知易用性、感知有用性是影响老年人智慧养老服务使用意愿的主要因素。

1. 新冠疫情下的技术排斥和伦理问题

在由家庭、社会组织、公共机构、数字平台搭建起来的智能系统中，老年人居于智慧养老服务供给系统的中心位置，既是外部资源、信息流向的终点，也是能动参与养老服务决策的起点。技术系统作为传播媒介和技术工具，将需求信息传递到家庭系统、公共系统、社会系统，之后由各个系统为老年主体提供个性化服务。实际上，老年人在供给系统中不应是被动的主体，而应是作为能动性的主体参与智慧养老服务体系的建构。

疫情期间，智能养老技术被重点应用，医院挂号系统智能化、金融服务数字化、出行交通智能化等。老年人面对突如其来的智能化冲击，自身知识储备和健康能力赶不上智能化公共服务的快速发展（王晶、何祎金，2021）。有学者指出，智能化技术设备和虚拟系统不具有人文温度，很难产生心灵沟通，故现阶段智慧养老无法完全取代人文关怀（王健、林津如，2019）。老年人照护领域应用大数据和人工智能等新技术，必须确保其日常生活的功能性、安全性和有效性（司晓、曹建峰，2017）。但智能技术比传统技术专业性更强，需要专业技术人员和资源进行日常维护，从而使智慧养老面临新的难题（吴婧文等，2023）。

与此同时，技术的内在局限性、制度设计的滞后性及社会的孝养意识淡化共同催生了智慧养老的伦理风险。在应用新兴数字技术时，老年人个体权益受侵和能力受挫、社会道德失范、责任空转等是其主要表现（王张华、贺文媛，2021）。目前，智能化手段虽然可以帮助老年人增强外部控制力，但老年人是被动接受主体（王锴、林闽钢，2019）。技术隔阂会导致智慧产品低智能化利用（贾玉娇、王丛，2020）、服务供给存在安全隐患（张雷、韩永乐，2017），侵犯服务对象隐私（信息隐私和身体隐私）与影响服务对象自主性（独立性／知情同意）等伦理安全问题成为未来学术研究探讨的重要领域（王俊秀，2020；Breuer et al.，2020）。

2. 主体性缺失：老年人在技术设计、研发使用中的"失语"

结合近期在京津冀地区开展的实地调查，我们发现，在适老化改造过程中，老年人的主体性经常被有意无意地忽略。以京津两地老年独居"适老化"智能项目为例，2024 年北京、天津两地民政部门为高龄独居老年人配备智能报警设备。在智能项目设计环节，民政部门、技术平台公司与老年人家属三方为项目设计主体，老年人并未参与项目设计过程，也没有是否安装设备的最终决定权。在项目实施过程中，为了防止老年人滥用或误碰设备，项目使用拉绳报警、红外线报警仪等风险响应设备，老年人通过拉绳等报警设备报警后，首先由其子女决定是否进入应急处置程序。在获得子女授权后，社区社工、养老驿站等第三方主体进入老年人家中为老年人进行应急处置。在这个案例中，智能设备嵌入家庭是为了更好地应对高龄独居老年人面临的风险，但老年人是否接受并愿意使用这样的设备？使用设备对老年人的个人生活、隐私等带来了怎样的影响？这些问题没有进入政策讨论的视野。

在某种程度上说，高龄老人在智慧养老服务系统中经常被作为一种非独立主体，其主体性被"安全""健康""责任"等话语遮蔽。在公领域中，政策主体强调技术的"科学性""现代性"，老年人经常被视为"落后者""追随者"，这样的观念导致政策主体的代理行为；在私领域中，代际关系倒置造成技术不能很好地嵌入老年人的生活，技术应用通常不是为了提升老年人的福利水平，而是为了减少子女的麻烦，减轻子女的照料压力。在这样的逻辑下，技术应用的目标更多偏向子女的需求，忽视了老年人自身的需求和主体性。

二 研究资料来源

本书采取定性和定量相结合的方法。一是定性访谈资料。在课题设计论证中，项目计划选取上海、青岛和成都三个城市，原因如下。首先，这三个城市代表了三种不同经济发展水平和区域养老文化。第二，这三个城市的智能养老技术比较先进，每个城市都形成了比较成熟的智慧养老服务组织。第三，这三个城市主导的养老服务筹资机制有所不同。上海的养老服务市场发达，家庭养老服务消费能力最强；青岛的社会保险体制较为成熟；成都的政府购买服务模式较为成熟。除了上述三个城市，课题组还根据地方智慧养老组织分布情况纳入了德阳、绵阳两个城市，研究最后实际调研地区包含五个城市（见表3-1）。在具体调研内容上，课题组在每个城市都选择了1~3家智慧养老服务组织，对智慧养老服务组织负责人进行单独访谈。一是了解该组织智能养老技术引入背景、平台建设情况、组织模式、产品服务、成本收益、未来走向等基本问题；二是追溯组织的发展历程，特别是了解组织历年来发生的重大事件（政府购买服务、兼并重组等）。同时，课题组与这五个城市的智慧养老服务相关管理单位进行座谈，主要包括老龄办、民政局、养老产业协会、养老服务中心、社区卫生服务中心等，了解各部门的信息化养老服务政策和历年投入情况等。

表 3-1　调研机构和组织的主要情况

调研地点	组织类型	机构名称	受访者身份
上海	民营企业	上海 Y 医疗器械有限公司	经理、总经理
上海	政府部门	上海市民政局机构信息科	科长
上海	民营企业	上海 A 家政服务有限公司	经理
上海	政府部门	上海市某区老龄办	主任
青岛	民营企业	青岛 W 康养产业集团有限公司	护理部主任、居家养老培训总监、总裁办主任
青岛	公助民办养老机构	青岛 Z 颐养护理院	医疗部主任等
青岛	民营企业	青岛 R 健康产业集团	集团市场部经理等
青岛	政府部门	青岛市民政局	养老科科长
成都	政府部门	成都市武侯区民政局	信息科科长
成都	民办养老机构	X 居家养老服务中心	经理
德阳	民营企业	Q 健康管理等公司	运营总监、总经理、项目经理
德阳	民办养老机构	Y 养老服务中心	主任
德阳	公立医院	J 工农社区卫生服务中心	服务中心负责人
德阳	社会组织	某养老产业协会	协会会长
德阳	政府部门	德阳市健康产业促进办公室	办公室工作人员
绵阳	政府部门	绵阳市财政局	财政局局长
绵阳	公立医院	绵阳市某互联网医院	医院负责人
绵阳	民办养老机构	绵阳市 W 医养院	机构负责人
绵阳	民办养老机构	绵阳市居家养老信息平台	机构负责人
绵阳	政府部门	绵阳市卫计委	科长
绵阳	政府部门	绵阳市民政局	科长
绵阳	民办医疗机构	南阳路社区老人日间照料中心	机构负责人

二是微观定量调查数据。本书数据来源于中国社会科学院社会学研究所开展的"中国大城市老年人生活状况调查"，该调查主要针对城市老年人互联网使用情况及其社会影响进行深入研究。调查采取多阶段分层随机抽样方式，针对北京、上海、天津、重庆、广州、深圳、武汉、西安、哈尔

滨、南京 10 个大城市，抽取总样本 3247 个。调查主要对象为这 10 个大城市的 60 岁及以上老龄人口，同时匹配调查了部分子女信息。调查内容涵盖老年人的社会人口学特征、幸福感与健康状况、居住模式、经济来源和医疗保障等信息。

第四章
发达国家养老服务数字化转型分析

近年来，互联网、信息通信技术高速发展，在日常生活实践中扮演着越来越重要的角色。互联网突破了时空界限，使个体与个体、个体与组织、组织与组织之间通过网络联系在一起，给生活和工作带来了更多的便捷和更大的可能性。在人口老龄化问题日益突出的今天，互联网和信息通信技术在养老服务业的潜力与发展空间越来越受到各国政府、互联网企业及用户的关注。

进入数字化时代之后，各国都提出了数字化发展战略，以期在政府职能和公共服务方面借助数字化的信息技术降低组织运行成本，构建高效和灵活的工作机制，更好地提供公共服务。值得注意的是，政府信息和公共服务在线化固然可以提供很多便捷的服务，但是那些不能使用互联网的人很可能不是这种转型的受益者，尤其是老年人和残疾人，这两个群体表现出较低的互联网使用率。过去十几年中，发达国家在实现数字化转型的同时，特别针对老年人制定并实施了数字融入政策，以使更多人享受互联网带来的便利。本章首先从养老服务的数字化和信息化趋势、数字化技术与老年生活方式的变革、数字化社会排斥与政府干预策略三个方面分析了公共服务数字化趋势对老年人生活的影响，其次从社会政策角度探讨了提高老年人数字化融入能力的干预策略。

一 养老服务的数字化和信息化趋势

在当代社会维系和运转过程尤其是普通人的日常生活实践中，互联网技术应用已经必不可少。在今天，信息化和数字化越来越成为不可逆的趋势。公共服务数字化和在线化不仅能节省行政开支与时间成本，还能使服务更加灵活和有效。英国卫生部于 2012 年开展数字化改革，就健康和护理制定了十年的信息战略，正式提出数字优先（Digital First）战略，作为对英国政府数字标配的回应。此次改革的目的在于，让患者管理自己的健康和护理信息，使服务变得更便捷、高效。英国卫生部提出了五大战略目标：（1）提高政策制定的公开性和影响力；（2）提高与听众和利益相关者沟通的效力；（3）在整个组织中发展数字技术；（4）通过数字技术提高每日的效率；（5）健康和护理系统转向健康信息革命。在这个雄心勃勃的信息战略中，未来的英国卫生部将成为数字化卫生部。并且，数字优先战略也提出，数字化不仅是一个技术上的问题，而且需要在公共服务部门中形成一种文化变迁，让所有民众都能自觉使用国家和地方数据与科技服务，管理自己的健康数据，有效预防健康风险；护理专业人士可以借此做出更好、更安全的决策，为患者提供有效的护理服务；政策制定者也可以获得数据支持（Department of Health，2020）。

在具体政策实践方面，2013 年，英国国家医疗服务系统（National Health Service，NHS）更换了网站，创建了一个整合性的用户服务平台，包含电话、互联网、电子邮件和在线工具。NHS 希望借此转变人们与健康和护理服务系统的互动方式，帮助他们对自己的健康尽最大的责任（Cabinet Office，2020）。在这个系统中，数字化的服务平台提高了机构的响应效率，促进了健康护理、社会护理和业界之间的合作，降低了机构的隐性成本。对于患者来说，数字化的服务相当于为患者赋能，使其掌握自己的健康情况，进行自我护理。同时，由于平台的开放性，患者可以自主选择医生和护士，提高了患者对医疗质量的满意程度。英国数字化卫生服务报告特别引用了一位老年患者通过互联网提高生活质量的案例。78 岁的英国女性 Norah 通过接触和学习使用互联网提升了自己的技能，极大地改变了自己的生活。她按照在线医生的指导减轻体重之后，糖尿病、高胆固醇、关节炎和高血压得到极大缓解。这里，互联网本身不具有改善健康状况的功能，关键在于人们对数据和信息的有效利用，使其不再是日常生活中的"孤岛"。在线健康服务信息可以跨时空、跨地区为不同服务组织所利用，从而为个体提供更多元、便捷的服务。在英国，每名糖尿病患者在 NHS 那里的开支为年均5000英镑。通过连接网络,利用互联网的信息和服务,像Norah这样的患者可以极大地减少开支。英国数字化卫生服务报告指出,英国有糖尿病患者290万名,如果其中1%的患者像Norah一样使用网络信息和工具,那么NHS每年将节省数百万英镑的开支(王晶、郭冉,2018)。

从英国政府的一系列政策举措中可以看出,数字化或者信息化已经成为政府组织转型和服务转型的一种趋势,并且近几年已经进行了很多具体的改革实践。事实上,这是政府所做的通盘计划,而非仅仅针对个别部门。目前,英国24个中央政府部门的信息都已被整合进单独的网站(https://www.gov.uk/),以便更有效地发布和提供信息。数字化或者信息技术带来了高效、便捷的服务系统,降低了行政成本,其工具性价值是发达国家看重的首要因素,但并非唯一因素。发达国家的经济形势、社会状况和人口趋势是政府提供数字化服务的基础,而信息技术飞速发展恰恰为此提供了一个良好的改革契机。

二 数字化技术与老年生活方式的变革

2012年,皮尤研究中心(Pew Research Center)对美国成年人进行互联网使用状况的调查,电话访问了2254名18岁以上的美国人(Pew Research Center,2012)。该调查的最大发现在于,超过半数(53%)的65岁以上老年人使用互联网或者电子邮件。考虑到这一群体的特殊性,老年人使用互联网的增长速度缓慢,这是第一次发现有半数以上的老年人使用网络。并且,在老年人互联网使用者中,70%的人将使用互联网当作日常生活的一部分。另一个增长幅度惊人的数据是老年人的社交网络使用状况,从2009年的13%增长到2011年的33%。截至2012年,34%的65岁以上互联网使用者会使用社交网站,其中,18%的人会在日常生活中使用社交网站。值得注意的是,在该调查中,75岁是一个关键的年龄节点,互联网的普及在这部分人中只占到34%。在2010年对"G.I.一代"(G.I. Generation,76岁及以上老年人)的调查中,68%的人缺少使用计算机和互联网的信心,认为需要在他人的帮助下进行。2014年,皮尤研究中心继续通过电话访谈的方式,对美国6224名16岁以上居民进行科技使用状况调查,其中,65岁以上调查对象的数据揭示了老年人在互联网使用和上网方式上的特征,以及他们和其他代际群体的区别。该调查认为，美国已经出现了两类老年人。第一类老年人向年轻人学习，接受过更高水平的教育并且更加富足。他们有相对基础的科技设备，并对线上平台持积极态度。第二类老年人生活困窘，经常遭遇健康和失能挑战，大部分与数字工具和信息化服务没有联系。并且，这种失去联系不仅是物理上的，而且是心理上的（Pew Research Center，2014）。在老年上网者中，互联网越来越成为他们日常生活中的一部分，并将它视为积极的因素。其中，有27%的老年人会使用脸书（Facebook）这样的社交软件，与其他非社交软件的使用者相比，他们的社会交往更加频繁。此外，该调查也指出了一些数字设备的使用状况，比如，在老年人口中，平板电脑和电子书（e-book）成为老年人中的"精英设备"，在大学毕业和高收入的老年人中备受欢迎。

虽然不同国家老年人的上网兴趣存在差异，但是当老年人互联网使用者达到一定比例时，社会政策制定者显然无法忽视这一情况。互联网在提高老年人社会参与度、改善居家养老生活状况乃至老年人再就业方面可以发挥积极作用。一些学者已经在社会政策研究中纳入信息化的分析视角。比如，Reisman（2009）在对新加坡老龄化社会和社会政策的讨论中提出，新加坡医疗卫生支出较为慷慨，除了支持国家和家庭，社会服务国家委员会（National Council of Social Service）还会购买一些志愿组织的服务。但是对老年人来说，即便有国家和志愿组织提供的服务，他们也可能无法获得相关信息和服务。尤其是对于那些不会使用互联网和受教育程度低的老年人来说，他们有时候迫切地需要帮助，却面临无法下手的困境。Reisman进一步指出，面对这种资源信息不对称的情况，需要建立一个"一站式"的中心系统，包括中央数据库、专业咨询员和志愿者，将作为老年人的"领航员"，帮助他们获得信息、资源和服务。事实上，新加坡卫生部也为老年人提出了一个整合的保健服务框架（Integrated Health Services for the Elderly），力图在这一框架中实现医院、保健咨询和相关服务的整合。

在中国，虽然帮助老年人接入互联网的社区和社会组织非常少，但是中国有一种优势资源——家庭。

在对老年人退休生活的讨论中，Reisman指出，许多老年人一旦停止工作就无法养活自己，应当重视他们的劳动力价值。在现有政策下，政府除了为老年人提供一些培训补贴资源，还特别需要提高老年人数字化服务信息的可及性。具体而言，Reisman 提供了一个老年工作者数据库（Older Worker Database）的案例，详细描述了数字化工具对公共部门退休人员再就业的影响。另外，数字化和信息化还可以为老年人提供一些弹性就业机会，如"在家工作方式"。这种工作方式不仅节省了外出工作的时间和成本，还使人们的家庭和工作角色更好地结合在一起。显然，这种弹性工作方式对老年人非常有吸引力。

从这些案例研究中我们能看到数字化和信息化的发展，尤其是互联网给老年人的生活方式和工作环境带来的深刻变化。Reisman（2009）的专著较为宏观地讨论了老龄社会和社会政策，互联网本身不是其中的主要内容。但是，我们仍能发现互联网在老龄社会中扮演着积极角色。它的信息整合能力，可以成为老年人获得信息的"领航员"。社交网络的发展在一定程度上对传统家庭造成冲击。在工作和就业层面，老年人的信息数据库为家庭办公提供了可能，亦为老年人的再就业提供了支持。

三 数字化社会排斥与政府干预策略

虽然信息技术会带来许多便利，但在具体的实践中仍会出现一些难以预料的问题，应当引起研究者和决策者的重视。并且，它们往往不是出现在纯粹的技术领域，而是出现在社会领域。社会领域中的数字鸿沟或者说数字化的不平等主要表现在两个方面。一是信息化基础设施服务的不平等。比如，老年人与年轻人在拥有计算机、手机等设备上存在不平等，特别是在偏远地区，信息化服务水平较低，可能进一步加剧数字化老年服务的不平等。二是老年人在信息化知识和技能上存在数字鸿沟。即便信息化基础服务设施已经覆盖，老年人也不会使用信息化的服务。在数字标配的背景下，老年人获得服务的能力进一步受到限制。比如，国内一线城市医院采取网上预约挂号、自助缴费的方式，而老年人由于信息化技能较为匮乏，看病不会挂号、不会缴费，在获取服务过程中被进一步边缘化，信息化社会下的数字鸿沟造成老年人新的社会排斥和不平等。

这种数字化社会排斥在发达国家也很普遍。以英国为例，2012 年，英国内阁办公室开展了一项互联网使用调查（Digital Landscape Research），访谈了 1298 名成年人，其中 65 岁以上人口在线率达到 59%，但是仍有 41%的人口处于未接入互联网状态（Cabinet Office，2012）。由英国古本江基金会提供赞助开展的老龄社会研究指出了英国老年人使用科技可能面临的障碍：（1）家庭中缺少互联网的接入；（2）对科技带来的改变认识不足；（3）市场本身没有反映出老年人的兴趣；（4）科技本身的设计不合理。此外，还包括一些老年人心理和认知上的问题。例如，老年人认为使用科技需要付出昂贵的成本。在约克大学的研究中，学者发现老年人还存在对毁坏设备的担忧。这项质性研究发现，老年人使用互联网的障碍不仅包括缺少认知和信息，还包括对做错事和安全的恐惧。尤其是那些有过工厂经历的老年人，一个错误便可能破坏机器，甚至存在对人身安全的隐忧（University of York，2020）。皮尤研究中心的研究报告分析了美国老年人在新科技吸收上存在的一系列问题。首先，老年人在身体上面临挑战。身体状况和健康问题对老年人使用新科技造成了影响。其次，老年人对科技带来的益处持怀疑态度。虽然有49%不使用互联网的老年人认为缺少互联网接入会导致自身在信息获得上处于弱势地位，但是仍有35%不使用互联网的老年人对此不以为然，不认为他们会错过重要信息。最后，老年人在数字设备的学习使用中存在困难。77%的老年人认为自己需要在别人的帮助下使用数字设备。在老年上网者中，仍有56%的人需要在朋友或者家人的帮助下使用脸书或者推特（Twitter）。在中国老年人中，数字鸿沟也是很常见的问题。我国60岁以上老年人仅占网民总数的5.2%，老年人总体互联网的普及率还非常低。原因有以下几个：一是中国的小城镇和农村互联网基础设施有待改善，中国处于发达国家信息化进程的前期，基础设施的障碍还没有突破；二是老年人整体的受教育程度偏低，有些老年人没有接受教育或只接受过初等教育，缺少数字技能和物质条件是两个较大的挑战；三是老年人担心上当受骗，根据中国社会科学院的数据，60%的老年人尚不能辨别网络信息的真实性。除此之外，目前网络公司设计的产品和服务主要针对一般受众，特别是青年群体，忽视了老年群体的特殊需求（高文珺等，2019）。

事实上，对于未接入互联网的人来说，经济上的贫困或富有及空间上的中心或边缘问题不是信息或者数字鸿沟带来的关键挑战，年龄才是一个值得注意的关键变量。尤其是对于偏远地区的老年人来说，他们的信息科技应用水平在当代可能会遭遇更大的挑战。他们在经济、行动能力和空间上处于较为不利的地位。因此，对于政府来说，提高这部分人的信息技术应用水平是社会政策需要解决的重要问题。

在英国，社区和社会组织承担着帮助老年人提高互联网融入能力的重要功能。在实现数字融入的具体措施中，英国主要以社区为基础单位展开，通过公共图书馆的参与，持续为那些家中没有互联网接入的人提供免费入口，或者为有需要的人提供上网帮助（Welsh Government，2016）。在"威尔士数字社区"（Wales Digital Communities）计划中，合作组织通过一系列活动，为残疾人、廉租房住户、老年人和失业者提供价格低廉的网络产品及服务。"数字优先"战略针对威尔士的特点，扩大了"威尔士数字社区"计划涉及的地理范围。针对安格尔西岛老年人实施的数字技能计划，便是一种有针对性的政策支持，老年人通过学习的方式获得数字技能。这对老年人来说，是一个终身学习的过程。此外，"威尔士数字社区"计划还包括私人、公共和第三方组织的参与及志愿者服务。他们通过开展"上网周"（Get Online Week）和"成人学习周"（Adult Learners Week）等运动形式的活动，鼓励和帮助人们在不同的环境中使用网络。在采取信息融入措施的背后，政府还制订了具体的计划。例如，每年支持和帮助 15000 人摆脱数字排斥，享受科技进步带来的成果；每年帮助 500 人克服信息技术使用的障碍，提高他们的受雇能力；加强与志愿者和志愿者网络的合作，利用他们的力量帮助人们实现与网络的联系。2011 年，"威尔士数字社区"计划实施之初，威尔士成年人口不使用互联网的占 34%，其中，50 岁以上老年人占 43%；2015 年，不使用互联网的成年人口占比降到 19%，其中，50 岁以上老年人占比降到 35%。通过实施"威尔士数字社区"计划，越来越多的人被纳入数字世界。

除了社区、图书馆和志愿者为老年人提供互联网接入帮助，社会组织也是重要的力量。但是，对于孤立的个体来说，如何将他们的需求传递给相关的社会组织，并有针对性地提供服务是需要解决的难题。这需要依托一个庞大的信息整合网络系统，使个体可以根据自己的情况和位置寻求帮助。在英国，有一个名为"在线中心网络"（Online Centres Network）[①] 的组织发挥了类似信息整合的作用。它由 5000 个社会组织组成，每个组织都致力于帮助人们使用数字科技获得基本服务，并利用互联网提供的机会。自

---

① 　"在线中心网络"的前身是"英国在线中心"（UK Online Centres），由英国政府于 2000 年建立，目的在于为公众提供计算接入服务，让人们通过使用科技提高生活水平、获得机会。

2010 年 4 月起，"在线中心网络"这一超本地化（hyper local network）的网络系统大概帮助了 200 万人使用互联网，并获得了基本的网络技能，其中，65 岁以上的人占 21%。[①] 从这个例子中，我们看到了信息整合表现出的力量。它具有开放性特征，允许不同地区的社会力量加入这一网络。而这种开放性和网络属性，本身便体现了互联网的特征——由复数形式的中心构成的网络。事实上，与这种超本地化的组织网络相比，较常见的是一些地方性社会组织。它们也为老年人的数字融入提供了诸多服务。例如，莱斯特郡议会于 2001 年提出的"关爱在线"（Care Online），不仅提供地方服务的信息，也为在家中的老年人提供帮助和培训，通过分享信息和互动减少老年人的社会孤立，提高人口的健康和幸福水平，同时提高护理质量，确保在有限的资源下实现价值的最大化。但是，任何形式的数字融入都有一定的局限性，数字融入不可能覆盖所有老年人。其中，有一类人被称为"永远不会上网的人"，他们不能或者不愿意使用最新的信息技术。英国政府意识到不能将这部分人彻底抛弃，应尝试使用其他方法，为这部分人提供可以获得商品和服务的通道。

结合前面的分析，我们发现，老年人获得互联网技能的水平和方式在不同国家存在差异。在欧洲发达国家，"个体化主义"文化盛行，社区、社会组织充当一种媒介，将老年人与社会联系起来，向老年人传输互联网的知识和技能，提高老年人的数字融入能力。在英国的个案中，政府及不同的社会力量扮演了积极角色。同时，社会力量也在利用互联网的特征进行重组，以更有效地为老年人提供信息和帮助。在中国，为老年人赋能的社区、社会组织正在发育，现有的社区、社会组织行政化色彩浓厚，需要增强为老年人提供服务的动力。家庭恰好充当了信息化技术传播的弹性媒介，老年人在掌握移动互联网技术之后，社交范围迅速扩大、资源获取能力快速增强，生活质量得到提高，共享技术带来的便利。

四　小结

互联网和信息技术的发展，极大地改变了传统公共服务的供给方式。

[①]　Online Centres Network，https://www.onlinecentresnetwork.org/ournetwork.

发达国家进入工业化时期较早，在信息技术应用上领先于发展中国家。进入数字化时代后，各国纷纷提出了数字化发展战略。其根本动机在于，借助数字化的信息技术降低组织运行成本，提高组织运行效率。而对于民众个体来说，互联网技术和公共服务相互嵌入，在一定程度上提高了公共服务的可及性和便利性。特别是，对于老年人来说，传统的公共服务以机构为主体，而互联网养老、医疗服务突破了空间的限制，通过在线服务、远程服务，为老年人赋能，使他们可以更独立地生活，增加居家养老的可能性。在与老年人密切相关的卫生和健康政策方面，欧洲社会通过发展信息技术，努力为患者和老年人提供更好、更灵活、更便捷的信息与公共服务；同时，为了提高老年人互联网使用的可及性，制定了一系列数字融入措施，使整个社会数字标配成为可能。

然而，国家数字化公共服务标配带来了一些社会问题。数字鸿沟使一部分受教育程度较低的老年人、残疾人很难融入互联网世界。这导致一个悖论的产生，即在数字化程度越高的地区，互联网技术使用能力越弱的人越容易被排斥在服务体系之外。为了解决这个问题，欧洲国家社会政策的重点逐渐从互联网服务标配，转移到提高弱势群体的数字融入能力，特别是老年人互联网使用的可及性上，在医疗、就业、公共服务等方面积极鼓励老年人使用互联网服务，同时对不能上网的老年人保留原有的服务渠道。这一点非常重要，否则会进一步强化公共服务的不平等性，给原本就存在可及性困难的老年人增设一道新门槛。

对比中国老年公共服务数字化的现状，随着移动互联网技术的普及，微信、QQ、微博等社交平台工具进入老年人的日常生活。以微信、QQ等社交平台为端口，医疗健康、城市服务、生活缴费、预约出行等各类公共服务功能被嵌入平台软件中，老年人可以足不出户享受到数字化带来的便利，但前提是老年人能够跨越数字鸿沟，掌握具体的功能。在这一点上，老年群体面临着巨大的瓶颈。随着中国老年人口使用互联网的比例越来越高，如何在政策设计上考虑到老年人的服务需求，是政府需要关注的重要议题。从发达国家的经验来看，数字化公共服务转型需要重点考虑三个方面的因素。首先，必须逐步提高老年人口的数字化融入能力及适应信息化服务能力。随着中国移动互联网和智能手机的普及，老年人的迫切需求在于能够在信息化社会中利用数字化工具满足自身的各种需求。政府要通过家庭、社区、社会组织等各种渠道，帮助老年人尽早适应数字化工具，提高自身福利水平。其次，政府需要提供一种以公众需求为导向，精细化、个性化、全覆盖的数字化公共服务，改变现有以自身需求为导向的信息化服务，以满足老年人的数字化服务需求为目标，创新服务提供方式，弥补现有市场化公共服务的不足。最后，数字化公共服务的发展，极大地丰富了公共服务的种类和内容，但是没有一个渠道能够评估公共服务的质量。数字化老年服务之所以发展程度较低，在很大程度上是因为数字化服务难以鉴别，政府很重要的一个功能在于建立信用体系、完善监管体系，为老年人提供一个可信任的消费环境。

第五章

数字技术与政府购买养老
服务组织模式

随着互联网技术的快速发展，"互联网+"正在成为新一轮产业革命发展的重要驱动力。为了使养老服务适应"互联网+"的发展要求，大数据、物联网等"互联网+"新型科技兴起，医疗信息化、移动医疗、远程医疗、云智慧处理中心和医疗物联网等异军突起。将"互联网+"运用到健康领域，预防、治疗、康复和保健等健康管理手段可以更好地为人类提供服务并监测人类的健康状况。国务院于 2015 年 7 月 4 日正式发布《关于积极推进"互联网+"行动的指导意见》，鼓励健康服务机构利用大数据等新技术搭建公共信息平台，提供长期的、个性化的健康管理服务，促进智慧健康养老产业发展。2019 年，《国务院办公厅关于推进养老服务发展的意见》再次提出，持续推动智慧健康养老产业发展，拓展信息技术在养老领域的应用，制定智慧健康养老产品及服务推广目录，开展智慧健康养老应用试点示范，促进人工智能、物联网、云计算、大数据等新一代信息技术和智能硬件等产品在养老服务领域深度应用（王晶、何祎金，2021）。

在市场和政府的强力推动下，我国涌现出两类养老服务平台组织。一类是市场化的平台组织。这类平台组织从电商模式（Business-to-Customer，B2C）转移到更加高频的生活场景中（O2O），让消费者通过互联网平台在线交流信息并配置资源，实现线下的商品和服务消费（郑志来，2016）。上门送餐、上门家政、滴滴打车等是典型的 O2O 模式。随着我国老龄化的加剧，老年人服务需求迅猛增长，平台对老年人服务需求越来越敏锐，相继推出了针对老年人的 App。比如，"云家政"推出了老年人看护服务，需求方可以在线预约定时定点的服务；"阿姨来了"采取代理人制度，用户可以在线设置护工筛选条件，在线提交需求后，由家政代理人与用户接洽并制订雇佣方案；"药给力"与实体药店合作，在药品销售和配送方面实现了服务的即时性和可追溯性（闫志俊，2018）。还有一些线上服务平台与医疗机构平台合作，发展成"护联网"。比如，"好大夫"利用平台为老年人提供远程诊断、处方咨询、医学常识普及等服务，减少老年人行动不便造成的看病拖延现象。新冠疫情期间，这种远程服务模式解决了很多老年人的就医问题。这类平台组织自身不参与生产过程，而是通过提供平台基础设施，为服务商和老年人提供一种信息共享渠道。随着服务商和用户规模的增加，服务供方和需方都可以从平台经济中获益：服务商降低了服务成本，老年人获得了差异化的服务。平台双边相互依赖、需求互补，平台依赖这种垄断优势获得利润。

另一类是在政府驱动下发展起来的平台组织。当互联网深入社会经济各个领域时，公共服务组织形态必然受到一定程度的冲击。从公益性和服务效率角度来说，政府部门有利用平台规模优势降低服务成本的考量；从经济发展角度来说，在高质量发展前提下，地方政府需要考虑如何从工业向服务业转型，平台及与平台深度绑定的平台经济是当下经济发展的新增长点，老龄产业与平台经济嫁接成为一种新的发展理念和发展模式。也正是在这种激励下，我们发现，在地方养老服务平台组织中，悄然生长出一种专门针对政府部门公共服务建立的数字平台基础设施或者延伸的数字化基础设施，将线下服务也纳入平台组织的新兴养老服务实体中。这种新兴养老服务实体已经将原来依托社区居家养老服务的范式转移到平台上，首先依托平台响应老年人需求，其次依托平台配置资源。这种平台的组织结构虽依托平台经济的组织架构，但与一般平台组织存在差异。首先，它服务的直接对象是老年人，但是购买服务或者间接筹资的是公共部门，政府与平台之间存在委托代理关系；其次，在服务内容上，平台一方面针对公共部门提供数字平台基础设施（软件或硬件），另一方面依托数字平台，建立双边市场，吸纳服务商注册平台，通过平台配置资源，为老年人提供服务。在这一点上，平台呈现的特征与一般平台经济相似，不断扩大规模效应和网络效应，增强平台在养老服务组织模式中的合法性。

本章从实地调研出发，着重关注后一类平台组织，即在政府驱动下发展起来的平台组织。一方面，已有研究对纯市场化的平台组织关注较多，而对政府与市场混合治理的平台组织关注不足；另一方面，已有研究大多关注互联网技术引入给产业组织结构带来的影响，而对组织内在运行机制关注不足。比如，互联网技术如何改变了传统养老服务组织模式？这些改变是从哪些环节切入的？哪些核心要素影响了组织模式的建构？本研究从行动者网络、技术与组织、制度互构的视角出发，将地方制度因素纳入分析框架，通过分析养老服务平台的组织形式、参与主体的目标趋向、策略行为、激励机制及平台组织绩效，探讨养老服务平台作为一类特殊的平台组织形式，稳定发展的社会基础和可持续发展的方向。本章希望在理论层面对技术与服务业组织变迁理论有所突破，在实践层面为当下互联网养老服务产业可持续发展提供借鉴。

一　文献综述：平台介入与公共服务供给模式的变化

数字技术的变革对平台型组织结构和运行逻辑产生了巨大影响。实际上，古代的"市集""市场"已具有平台经济的一些基本特征，供给方和消费方在平台上进行产品交易。但是，在数字时代，平台不再是一个被动的物理交易场所，而是一个以数字技术和大数据为基础的非实体组织。现代数字技术首先将单个组织内部分割、间断、延迟的"小数据"整合为标准化格式的大数据；其次通过数字平台，对大数据信息进行快速处理和传递，进而对部分生产和再生产活动进行模拟与控制。有研究者指出，发达的数字技术体系，对现实世界的信息实现了数字化的抽象同构，造就了集生产、分配、交换和消费于一体的社会化生产体系（谢富胜等，2019）。这种新生的依赖数字平台参与社会经济运行的组织形式，就是我们关注的平台组织。通过对关键性数字化基础设施的垄断，平台组织通常会构建一个双边商品市场，一边吸纳下游产业组织，另一边吸纳平台用户。平台两边主体相互影响、彼此产生外部性，一边用户规模扩大和质量提高会吸引另一边用户增加。平台利用双边市场相互作用的外部性特征，向双边或者单边当事人收取费用，获得利润。例如，在市场化养老服务平台组织中，服务商需要经过平台所有者的许可才能获得老年人的需求信息，老年人需要通过平台才能获得服务商的信息。服务商和老年人之间的交易必须依托平台，且必须遵循平台设定的交易规则。因此，在三边交易平台中，平台具有设定规则、筛选双边参与人的权力。依据这种控制和垄断，平台具有对两边定价的权力。在这个过程中，平台虽然不参与生产过程，但会通过垄断数字化基础设施和数据潜在生产力，完成价值增值的循环。

互联网平台的介入，对传统的产业组织模式产生了深刻影响。经济学者较早关注这一领域，从产业组织结构、细分领域的市场结构等角度进行了细致的探讨。傅瑜等（2014）提出互联网平台企业呈现"单寡头垄断性竞争"的组织结构。这种结构的逻辑在于，消费者在产品同质、厂商较多的情况下会自觉地聚焦特定的一家服务商，导致市场集中度过高。Paul 和 Leyshon（2017）研究认为，在网络经济时代，基于先入优势、锁定效应、网络外部性等因素，互联网平台组织具有天然垄断特征。具体到公共服务供给领域，学者也注意到类似的变化趋势。江小涓（2017）提出，互联网技术将在服务领域构建一种全纳产业链，服务需求信息、原料采购、智能制造、物流网配送、服务体验将被网络化的生产组织容纳。在养老服务领域，全纳产业链将涵盖紧急救助、康复医疗、健康管理、远程医疗、家政服务、主动关爱等基本养老服务项目，产业组织将越来越呈现平台化、一体化趋势。于潇和孙悦（2017）提出，互联网平台技术下的养老服务是由智能设备、线上服务平台和线下服务圈三大板块组成的，这种组织模式既是一种自下而上的模式，线下智能设备收集信息并向线上平台输入老年人生活习惯、居家服务等潜在需求；也是一种自上而下的模式，借助线上大数据资源挖掘养老需求，由线下服务圈根据线上平台的分配，有针对性地向老年群体输出精准服务，最终形成闭合环路，实现养老服务与需求的无缝对接。

互联网技术催生了平台组织的发展，也为公共服务供给提供了新的生产空间，重塑了传统公共服务的供给模式。对于传统的政府购买服务项目，政府与私人部门或社会组织直接合作，但是随着互联网技术和平台组织的渗透，这些服务项目现在逐渐由平台组织承接。[①] 在这种情况下，平台的组

---

① 比如，达州市采取政府购买养老服务、由第三方实施的方式，整合家政、物业、餐饮、物流等资源，与企业合作开展"五助服务"项目；成都市武侯区政府出资 500 多万元，为武侯区 1.7 万名老年人购买居家养老服务，项目由第三方平台运营商——成都科创智远信息技术有限公司"颐居通"负责运营。

织结构会发生更复杂的变化，不同主体的权力和资源结构会进一步影响平台的组织结构与运行逻辑。在新的公私合作关系中，政府将与平台企业构建一种新的关系。这种关系既有别于私人部门扮演直接服务提供者的角色，又有别于传统政府购买服务中的委托代理关系。罗伯特·克莱珀、温德尔·琼斯将信息技术外包区分为市场关系型外包、中间关系型外包、伙伴关系型外包，这三种外包形式的差异在于政府与平台组织的关系构建（克莱珀、琼斯，2003）。他们在《信息系统、技术与服务的外包》一书中将外包合同关系视为一个连续体。其中、一端是市场型关系。在这种情况下，政府在众多外包商之中进行选择，合同期相对较短，合同期满后，能够在成本很低的情况下更换外包商，前提条件是信息技术系统资产专用性和不确定性较低，服务频率也不高。另一端是长期的伙伴关系协议。在这种关系下，政府与同一个服务商反复订立合同，并建立长期的互利关系。

互联网技术的发展对传统公共服务与社会治理产生了深刻的影响，国内外学者对数字技术如何影响政府治理和服务能力进行了深入探讨。例如，高奇琦（2023）提出了数字革命中的国家治理能力建设问题。他认为，国家治理能力主要由国家秩序能力、国家赋权能力与国家创新能力构成。数字革命对包括数字秩序能力、数字赋权能力与数字创新能力在内的国家数字能力建设提出了新的要求。基于自主性和嵌入性的评价体系，国家数字能力可区分为双强平衡型、国家强力型、社会灵活型、双重脆弱型四种。中国的国家数字能力呈现社会灵活型的特征，通过平台型企业的委托治理及激发社会大众的数字参与实现数字领域的治理目标，因此也面临委托治理的危机。Sarah Ball 研究了三种数字技术对传统基层官僚治理的影响，即虚拟参与、交易自动化和数字分流。虚拟参与可以减轻政府和服务主体的负担，但可能使互动冷漠化；交易自动化遵循理性化流程，可以提高效率，但对公民的数字素养提出了要求；数字分流较为智能化，但可能会带来系统性的歧视与偏见。她认为，在数字福利国家中，数字化不会完全替代基层的自由裁量权。在福利系统的最末端，基层官僚的自由裁量权往往是决定民众福利获得的最终因素，而基层公共服务的数字化有可能把它变为"自动"裁量权（Ball et al.，2023）。

周黎安（2016）在研究中国政府内部上下级关系时提出行政发包制。上级政府作为委托人，集中控制人事权、干预权、指导权等，而承包人被默许拥有其他剩余的权力，发包人与承包人之间存在非对称权力关系、官僚规则和程序控制，这些构成了行政发包制中"行政化"的核心维度。顾昕（2011）在研究公立医院改革时也引用了"行政化"概念。他认为，中国的医疗体制是一种"行政型市场化"体制，因为公立医院既受到行政协调机制干预，又具有市场化的特征。黄晓春和周黎安（2017）进一步将"行政化"概念拓展到社会服务组织，提出"行政吸纳社会"的观点，即在一个不存在充分竞争的公共服务外包市场中，行政部门具有较大的自由裁量权，与社会组织形成特殊主义的"借道"机制，公共服务外包的质量控制总是在体制内完成，行政部门用自己的目标和偏好干预外包的社会服务组织。在这种情况下，社会服务组织并不具有独立性，更像是行政机构的末梢。本研究认为，政府购买服务平台化也体现了"行政化"机制，实际上吸纳了前述几位学者的研究成果。一方面，在地方政府主导的养老服务平台建构中，地方政府通过购买服务的方式解决"互联网+养老服务"难题，使社会组织成为公共服务的助手；另一方面，在地方政府主导的养老服务平台组织结构中，政府作为购买方购买平台组织的养老服务数字基础设施和助老服务。平台组织虽然是直接签约人，但并不是服务提供者，其承担的功能与一般平台无异，以数字平台为基础，将服务需求信息集成、传输到系统中，通过规模效应和网络效应，动员和监督服务商提供具体的服务（王晶，2023）。但是，从平台的运行机制来看，其受到的影响要比一般市场化平台更复杂（见图5-1）。在政府参与的平台组织（第三部门）中，政府与平台组织是一种委托代理关系，平台组织是政府和老年人的双重代理人。首先，平台组织与政府建立契约关系，承接政府购买服务项目，组织服务生产；平台代理政府购买服务商的服务，通过平台基础性算力、工具和规则吸纳服务商。其次，平台代理老年人购买服务，但是老年人没有直接购买，而是由政府财政出资，老年人为福利享有者。

二　平台化组织进入养老服务的路径

养老服务平台模式的发展路径与平台企业的市场路径明显不同。养老服务平台与中央政府"互联网+"规划同步发展起来。2015年，中共中央发布"互联网+"行动计划，各地区结合本地区经济和信息技术发展实际情况

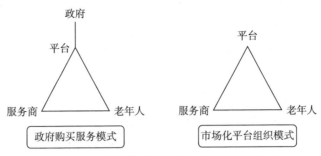

图 5-1　互联网技术下两类养老服务组织模式

颁布了关于加快"互联网+"行动的实施意见。这些地区不仅包括经济发达的东部地区，还包括经济发展水平处于中游的一些地区。比如，2015 年 6 月，《内蒙古自治区人民政府关于加快推进"互联网+"工作的指导意见》出台；江西省提出，到 2018 年，建成人口健康信息平台，建成线上线下互动智慧养老示范项目 20 个，加快发展基于互联网的养老新兴服务。"互联网+"成为政府提升互联网能力的"锦标赛"运动，各个地方政府相互竞争，对"互联网+养老服务"爆发出井喷式的需求，自上而下制定了大量"互联网+"养老服务预算。

　　以四川省 M 市为例，在一个区域内，就存在两个覆盖全区的养老服务平台。一个是卫计委做的平台，另一个是民政局做的平台。卫计委实施这个项目的背景是 M 市 X 区 2018 年被评为 6 个全国智慧城市试点之一，2019 年全国"互联网+医疗"现场会就设在 M 区。从政府的角度来看，这是一个具有政绩性质的任务。卫计委做的"互联网+"平台，一是可以与卫计委的信息平台连接，激活健康档案；二是可以接入养老机构，获得养老机构的数据；三是可以利用可穿戴设备，随时获取老年人的数据，提供多个管理方案。这个是 X 区卫计委做的，区里给了 300 万元，省里给了 300 万元，中央给了 40 万元。

　　民政局的平台是 PPP 模式，通过政府购买服务的方式，计划建成四川省最大的居家养老服务信息平台。根据《M 市人民政府办公室关于建设"12349"居家养老服务信息平台的通知》，市财政安排建设资金 200 万元，运营经费 150 万元（2018~2020 年每年均为 50 万元），引进社会资本 1000 万元，建成市"12349"居家养老服务信息平台。政府计划整合 X 区所有的志愿者、社会组织、加盟商及卫生医疗机构等资源，为 10 多万名居家困难老年人提供"一键通"养老服务。（访谈资料：四川省 M 市卫计委、民政局访谈资料，2020 年）

以往地方政府承接养老服务项目，通常会通过内部的行政体系操作。但是养老服务平台模式不同，平台具有很严格的内部规则：一是有后台技术支撑，二是有一个独立的渠道，三是要实现现有服务体系下不能实现的功能。地方政府内部通常没有独立运作信息系统的资源，因此，对于养老信息系统技术服务外包具有很强的需求。地方政府通常会以合同的方式委托信息技术服务商为其提供部分或全部信息系统及其附加服务，常见的信息系统技术服务外包包含 SaaS 系统开发与维护、呼叫平台服务等。平台在与政府合作过程中扮演三个方面的角色。（1）将数字基础设施作为服务，通过技术手段封装成可模块化调用的服务，供公共部门使用。这类服务本质上是对硬件（算力、存储空间）的出租。（2）将平台作为服务系统，这里是指平台提供应用程序的运营环境，让公共部门的用户可以使用服务提供者所支持的编程语言、资源库、服务和工具，开发适合公共部门的应用程序。一般来说，地方政府部门嵌套的结构，就是针对公共部门的数字化需求提供的集成服务。（3）针对公共服务目标对象的服务。比如，在研究过程中，我们发现一些养老服务平台组织的服务对象主要为政策对象人群，而直接购买服务主体是公共部门（民政部门或街道）。

（一）模块化的基础设施供给

养老服务信息平台以老年人健康信息数据库为基础，通过平台将老年人信息与各种服务供应商、社会资源等结合起来，在老年人有服务需求时，调动相关资源为其提供救助或服务。建设信息交互平台，一方面可以吸引各类商家入驻，方便消费者进行挑选；另一方面可以实现对老年人健康的动态监测，为政府提供宏观的健康信息。不仅如此，信息平台还可以调配资源，实现线上选择和线下服务，在满足消费者需求的同时合理分配资源。

以上海市某平台为例，该平台通过建立包含 105 个项目系统和 384 个子系统的 SaaS 系统，涵盖从国家到社区层面的所有用户，SaaS 系统的主要模块如图 5-2 所示。SaaS 系统建成后，可以覆盖老年人口近 350 万人，汇集相关养老服务供给和需求信息。通过打造"养老服务的淘宝",在 SaaS 系统中预留接口,可以兼容各地区已存在的平台系统。同时,利用各个子系统中的服务需求信息,吸引供应商入驻,进而为有养老需求的消费者提供必要的服务。该平台开发了多款 App 和可穿戴设备,将老人、子女、服务商同平台企业联系在一起,最终形成了一个"大健康+大生活"的互联网养老服务闭环。通过线上的呼叫中心、微信平台、App,线下的社区服务中心、便民服务活动等多种渠道向老年人提供各类有偿和无偿服务。该平台模式运行机制如图 5-3 所示。

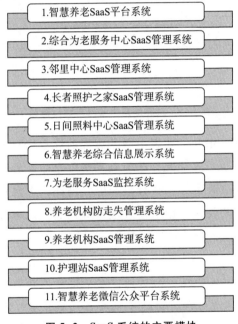

图 5-2　SaaS 系统的主要模块

(二)公共服务的组织者

在平台化养老服务供给模式下,平台依托数据基础设施,利用大规模、可预期的老年人基础服务需求,整合加盟服务商。在整合服务商资源时,地方政府统一约谈服务商加盟,降低企业成本。由于地方政府与平台企业关系紧密,平台企业成为地方政府名副其实的"公共服务助手"。在政策实践上,地方行政部门主要通过平台企业对服务商进行筛选和约束,制定相应的服务标准,并对各类养老服务套餐进行统一管理。地方行政部

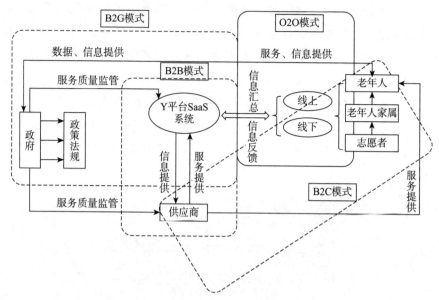

图 5-3 上海市某平台模式运行机制

门通过平台企业这一中介，实现了服务流程的规范化和可视化，强化了对服务过程的控制。也正因如此，政府购买平台企业服务在某种意义上成了行政的末梢，代替政府履行一些行政职能。因此，平台企业与一般服务商之间也存在不对等的关系，包括在遴选服务商、确定服务项目种类、确定服务项目价格等方面，服务商并不占据主导地位。

一是我们会进行统一的培训，每个供应商都会配备一个管理员账号和若干服务人员账号，通过手机接单提供服务。在供应商提供服务时，企业通过管理系统，首先把所有服务内容按照不同服务流程开发系统；其次，在这个过程中开发监管系统，监督每次服务过程，保证服务质量。二是服务标准为老年人满意，为老服务"零差错"，老年人满意度百分之百。服务完成后，由平台企业致电老年人寻问满意度，合理投诉不解决的，直接拉黑；不合理投诉解决的，可得到加分。加分越多，获得的订单量就越多，从而达到提高服务质量的目的。（录音：210331_M 平台企业经理访谈）

（三）通过智能终端管理服务对象

平台开发的智能终端，主要用于老年人和服务平台之间的信息交流，同时实现对老年人健康信息的采集和健康情况的监测。常见的智能终端有以下几种：可穿戴设备，如 VR、智能手环、腕表等；壁挂式设备，如红外数据采集器、报警器等；摆放式设备，如计算机、电话等。这些设备通常会通过 App 等实现与信息平台的互联和共享，并得到实时追踪。在服务过程中，老年人及其家属是终端服务对象。原则上，老年人可以通过线上系统发出需求信息；平台企业为老年人配备了智能手环，老年人的运动、睡眠、血压、心率可以自动传回系统，由系统进行监测。在实际运行过程中，老年人通常是被动的服务对象，行政部门和平台企业制定了标准化的服务套餐，定期上门服务。例如，手环是智慧养老服务的标识，但老年人并不喜欢佩戴手环，很多智能设备处于闲置状态。

三　行政化养老服务平台的特征：兼与市场化养老服务平台的比较

养老服务平台是平台经济的衍生产品。它将老年人作为一个细分群体，设置差异化的服务项目，通过规模效应，满足老年人的消费需求。现实生活中，针对老年人的细分市场非常多元，如叮当买药、家政服务平台等是典型的市场化养老服务平台组织模式。而行政化养老服务平台是伴随政府养老服务项目增加以及信息化技术提升同步发展起来的，与市场化养老服务平台组织模式存在显著差异（见表5-1）。

表5-1　行政化养老服务平台与市场化养老服务平台的差异比较

	行政化养老服务平台	市场化养老服务平台
组织模式	平台、政府、服务商、政策服务对象	平台、消费者、服务商
发展策略	政企关系、垄断租金	价格机制、规模效应

（一）行政化养老服务平台组织模式

经济学家威廉姆森（2011）提出，一种市场化组织模式之所以产生，是因为它可以把市场交易活动内在化，进而降低交易成本、提高组织效率。

互联网技术的出现，推动了服务类平台组织的发展。经济学家认为，相较于传统的服务组织模式，市场化平台组织模式具有以下两个主要特征。一是服务效率显著提高。平台联结了服务商和客户，减少了中间环节，降低了交易成本，提高了市场资源配置效率。二是组织分工更加细化。由于网络具有集合性，特殊群体（如老年人）个性化、多样化的需求催生了更多专业化的服务组织，它们可以提供更加专业化的养老服务。

一般平台类企业的组织模式依托平台的两端：一端是服务商，另一端是老年群体或子女群体。市场化平台企业会通过各种策略将各类养老服务（包括医疗服务、养老照料、代购服务、日常监测等）主体吸纳到平台上，通过养老服务主体的集聚，吸引有养老服务需求的家庭在平台上消费，进而增加客户群体的黏性；不同健康状况的老年人，对社会化养老服务的需求多样，有些老年人的服务需求属于比较小众的市场需求，在线下难以形成规模化的市场供给。平台化市场具有开放性，即便是小众需求也可以形成一定的市场规模，进而形成有效需求和供给，如"家护"市场。失能或出院的老年人可能存在临时性、不稳定的服务需求，囿于地域、实体信息限制，这种临时性、不稳定的服务需求难以维持稳定的市场规模。但是，企业通过一个平台，可以最大限度地识别各类"家护"需求，提供专业化的照料资源，满足老年人的需求，形成良好的口碑。

而行政化养老服务平台涉及政府、平台、服务商及政策服务对象四方主体，其中，政府主导平台的组织和运作。政府首先要制定服务规划，针对数字化智能养老平台建设及居家养老服务需求，通过招标的形式邀请平台企业投标。在中国的市场环境下，谁来经营平台，是决定平台与政府关系的核心要素。从课题组调查的几个政府委托项目实施情况来看，在行政化养老服务平台组织上，地方政府倾向于委托大型垄断企业搭建平台。因为大型垄断企业与地方政府具有紧密的、非中立性的关系。在政府招标采购中，这类企业往往会优先中标，或者占有最大的市场份额，或者成为唯一的主体。从政府的角度来说，将公共服务外包给一家主体是最节省行政管理成本的方式。大型垄断企业与地方政府之间的关系非常微妙。一方面，大型垄断企业与地方政府建立了战略伙伴关系，在其他业务上具有交叉关系；另一方面，大型垄断企业拿到政府的订单之后，在制定服务内容上具有很强的自主权。企业通常将自身盈利业务纳入养老服务，通过"搭便车"

的方式获得政府收益。

在四方主体互动过程中，我们发现，政策服务对象是"失语"的。政策服务对象是养老服务平台的服务对象，但很多时候政策服务对象并不知晓自己有对服务需求的权利。按照社会政策平等供给原则，当服务对象符合年龄、收入、失能等条件时，地方应该赋予服务对象社会权利，这种权利是基于地方公民身份的社会权。然而，在养老服务平台运作过程中，地方政府根据财力独立制定哪些老年人可以获得居家养老服务、获得哪些养老服务，政策服务对象本身没有参与福利供给决策的意识。我们采访了被服务的老年人，他们普遍认为，"这是政府给我们的福利，政府能给我们，我们就很满意"。在这种思维下，政府、平台和老年人对居家养老服务达成了一种潜在的共识，居家养老服务更多是一种福利型制度安排。正因如此，平台具有很大的自由操作空间，它可以代理老年人，为老年人制定养老服务包。至于养老服务包是否符合老年人的客观需求，则没有更多的制度加以约束。

（二）养老服务平台的激励机制

一般来说，由于双边市场结构的存在，平台企业需要运用创新策略，增强双边市场主体的黏性。市场化养老服务平台企业最核心的特征是服务供给方和需求方之间的相互依赖性。由于跨群网络外部性的存在，平台具有巨大的增值潜在空间。这个空间刺激了资本的大量投入，并实现了野蛮生长。在市场起步阶段，各种平台企业如雨后春笋般出现，伴随而来的是残酷的市场竞争。在已有的平台企业案例中，打车软件是一个非常典型的代表。在市场发展初期，滴滴、快滴、Uber、易到用车、首汽约车等诸多品牌出现。此时，市场集中度较低，再加上缺少法律法规制约，行业准入壁垒几乎不存在。通过激烈的市场竞争，某些企业最终无以为继，退出市场竞争。市场被整合为一两家超大型"利维坦"企业附加若干小型企业的市场形态，形成寡头垄断格局。当 B2B 平台业务达到一定规模时，平台会自动排斥竞争对手，导致难以出现同类平台。具体到市场化养老服务平台企业，目前养老服务市场已经发展出一些细分的养老服务平台，如针对老年人出院护理的平台、针对养老家政服务的平台、针对老年用品的平台、针对老年人网上看病的平台等。这些平台的业务各有侧重，为了增加老年人对平台的黏性，平台不断拓展服务领域，以满足老年人多样化的需求。同时，平台会在价格上开展竞争，首先以低价优势吸引老年人进入，其次针对不同养老服务内容进行差异化定价。目前，市场化的养老服务平台仍处于小规模发展阶段，尚没有形成一种横向的、扩展到全国规模的养老服务"淘宝"模式。这与养老服务本身的性质有关，养老服务更多是一种人对人的服务，服务主体高度依赖地方人力资源。即便平台本身有价格优势和规模优势，跨区域的平台服务供给也很难实现。

由于政府是塑造平台的主体，行政化养老服务平台企业自然而然将注意力放在回应政府的需求上。平台企业之所以愿意与地方政府合作，是因为关注到平台入口的巨大价值。平台建立后，企业可以接触到各类有关老年人的数据。这些数据涉及老年人的健康、养老等关键信息，具有巨大的商业价值。平台企业和政府建立了一种模糊的契约关系，政府利用平台企业搭建服务网络，完成指标任务；平台企业协助政府搭建平台，政府将数据储存在信息平台上。这个专属性很难转移，未来数据具有巨大的商业利益。在平台达到一定规模正式运转后，与平台相关的六类对象（老年人及其家属、养老机构、业务主管、社会大众、第三方机构）可能成为平台的客户。平台掌握了大量老年人基础数据，其商业价值不言自明。S市卫计干部曾直言不讳地表示："省市县可能会有后续的经费支持，我们准备把这个平台做大，至少做到全省。以后平台独立了，我们就专门搞平台。"言外之意，平台建设不仅是为了行政体系的管理提效，还有商业模式和商业价值的考量。

同时，由于政府的身份背书，线下服务商与平台企业的关系不是对等的，而这种不对等正是来源于平台企业与政府的特殊关系。身份不对等源于两方面因素：一是行政性因素，二是垄断因素。企业在遴选服务商时，通常会以地方政府委托的身份出现；服务商在面对政府的订单时，通常表现出谨慎屈从的行为。课题组在一家企业访谈时，服务商脱口而出："我一直以为你们是民政局的！"首先，身份不对等可以为平台企业带来管理上的便利。平台企业由于控制着资源流向，可以决定服务派单量，能够从前端控制服务商的准入和退出。其次，身份不对等可以为企业制定垄断价格带来便利。企业处于垄断地位，就可以制定垄断价格，获得最大利益。比如，课题组调查的S市养老服务运营商与地方政府签订战略协议，地方政府向该企业购买养老服务包。实际上，企业并不提供线下养老服务，而是通过专用通道将老年人的需求传达给各个服务商。在政府规定的 300 元服务包中，企业制定了服务包的内容，其中，固定消费服务包为 220 元，可选的服务商套餐为 80 元。同时，老年人获得信息，还需要交纳一定的信息服务费。比如，上海市某平台企业的主要收入项目为政府租用 SaaS 平台使用费，其次是政府购买电话呼叫服务费用。政府购买项目，一年的支出近 4000 万元。综合来看，平台相当于代理老年人购买专用服务，如果将地方政府与需求群体放在一起考虑，平台服务商就相当于在平台两端都获得了垄断收益：一方面获得对于服务商制定垄断定价的权力，另一方面获得政策服务对象大额的服务订单。

四　讨论：平台技术与养老服务组织的变革

本研究发现，信息技术在改变现代市场和行政部门运作的同时，也被组织原有的结构形塑和修正。简·芳汀在研究美国信息技术应用时提出，信息技术是内生的，在设计和应用过程中，信息技术将被不断修正（芳汀，2010）。在其看来，当某种客观的信息技术被引入组织内部时，必然受到既有组织安排和制度安排的影响，它在某种意义上被后两者嵌入。黄晓春（2010）认为，在技术扎根期，信息技术将以趋同方式再造一种与现实组织结合相适宜的虚拟结构，并由此获得合法性支持。市场化养老服务平台与平台企业发展逻辑相契合，可以嵌入任意大型平台企业中，最后呈现分层式垄断竞争市场结构（苏治等，2018）。但是，市场化养老服务平台很难嵌入行政化的公共服务体系中，这是本研究认为特别值得思考的问题。实际上，市场化组织嵌入政府公共服务供给的案例并不少见。在西方公共服务民营化实践中，政府通过合同承包、特许经营、补助、凭单等方式，将市场化机制大量引入公共服务实践（萨瓦斯，2002）。在养老服务领域，地方政府将服务小时数折合成服务券分发给符合条件的老年人，老年人在市场上自主选择需要的产品或服务，最终形成一种开放式的竞争市场。在当下互联网技术与养老服务的结合上，政府可以将上述政策引入市场化的平台。在实际政策运作中，为何很少有地方政府引入市场化的平台组织方式？政府作为服务筹资方和发包方，激励是多重的，既为了提高政策对象的福利，也有政绩和安全的考量，甚至后两者的激励超越前两者。因此，在引入互联网平台技术过程中，政府采用了一种折中的策略，即由政府搭建一个独立的平台，将技术应用的边界限定在政府控制的服务范畴内，政府购买老年人服务必须由自身的平台、自己招募的服务商提供。这种操作可以极大地方便政府的管理和控制。然而，从侧面来看，平台服务商需要嵌入政府的行政化服务框架中，在一定程度上脱离市场化平台的运作逻辑，其主要目标也会替换为满足政府的各类需求，如数据基础设施、平台展示、资金监管等，平台化服务本身的价值可能就被抹杀了。不仅如此，由于平台服务商嵌入行政系统中，行政化机制取代了市场化机制，平台和平台服务商都只能依托政府购买服务资金维持生存，最终可能会造成服务低效率、低质量、高成本的问题。

五　小结

大数据技术的发展为政策制定者提供了前所未有的数据获取渠道和信息支持。这种技术出现的背后是庞大的数据集合、智能算法及强大的计算能力。大数据技术通过横向、纵向收集和分析多样化的数据，提高公共服务供给资源配置效率，降低公共服务成本。在教育领域，大数据技术可以帮助政策制定者理解学生学习过程中的难点和需求，优化教学计划和资源配置（Hilbert，2016）；通过收集来自高德等地图服务商的兴趣点（Point of Interest，POI）数据，衡量乡镇教育资源的公平性（卢盛峰、赵妍，2023）。在政策领域，大数据的分析和挖掘能力使政策制定更加精准和智能化。通过利用大数据技术，政策制定者可以更深入地了解社会问题的本质和趋势，有针对性地制定政策（曾润喜、顿雨婷，2017；陈婉珍、何雪松，2017）。在卫生健康领域，大数据技术可以帮助人们发现潜在的健康风险，预测疾病发生的可能性，进而制定更加有效的公共卫生政策（王晶、郭冉，2018）。此外，大数据技术还促进了政策的实时性和灵活性。以往的政策制定常常基于过去的经验和数据，而大数据的实时更新和分析能力使政策能够更及时地作出反应。例如，在灾害管理领域，大数据技术可以实时监测灾情发展趋势，帮助政府及时做出救援和应急响应；基于过往医保数据，开展 DRG/DIP 医疗付费改革（周鹏飞等，2023；高鹏等，2023）；利用大数据技能提升公共服务均等化和可及性（龙玉其，2023；尹艳红，2023）。

在养老服务领域，由于平台的介入，组织模式发生了深刻变化。本章重点分析了行政化养老服务平台组织模式，行政化养老服务平台组织模式以政府购买服务为基础，服务商带有一定的垄断性质，其组织模式及可持续性存在一定的风险。

本研究发现，各地政府建立了很多信息平台，通过购买信息平台的服务，提高养老资源的配置效率。互联网养老服务平台的深度发展，推动了政府公共服务方式转型。传统官僚制组织的运作以纵向的层级控制和横向的职能分工为重要特征，这种集中化的运作方式，导致层级过多、职能交叉、管理碎片化。而公共服务的数字化和在线化整合服务，不仅能节省行政开支和时间成本，还能更加灵活和有效地提供公共服务。同时，互联网为传统养老企业开拓了新的增值空间，延伸产品和服务的半径，使老年消费跨出固定的机构空间，延伸到老年人家里。随着产品和技术的逐渐成熟，未来老年需求群体会越来越大，这也是未来养老产业的一大增长点。

同时，课题组发现，现有的行政化养老服务平台存在一些问题。目前行政化平台基础建设通过政府财政投入，老年人数据通过整合公共资源进行采集。对于投入商用的数据，权属还没有得到清晰的界定。如果未来平台独立运转，与政府切割，那么养老服务平台公司将以什么样的形式存在？如果作为纯粹的市场主体，同一般的双边市场平台一样，平台公司可以根据服务类型对不同主体进行差异化定价，那么作为通过政府扶持成长起来的企业是否具有合法性？举个例子，对于一名有刚性需求的慢性病老年人，平台通过他的历史消费数据，可以判断其哪些需求没有价格弹性，于是可能会对这类老年人制定比一般消费者更高的歧视性价格，这种行为对这类老年人来说存在不公平性。由于政府背书，平台可以通过移动终端快速掌握老年人的健康、消费、出行等信息。这类信息涉及老年人的个人隐私，如果不能得到有效保护，那么很可能被商业企业开发利用。

实际上，发达国家也存在大数据应用于公共服务领域的局限性问题。一是数据算法难以回应老年人多样化的养老需求。日本开发 LIFE 智慧养老系统，用于辅助老年人独立如厕，但是不同老年人的需求千差万别，系统需要提供完全辅助、部分辅助等多种选择。LIFE 智慧养老系统只使用了几年就暴露出问题，数据很难反馈老年人的个性化需求，护理服务的效率也会受影响。二是数据、平台和人力资源的匹配问题，数据算法最终离不开

"人的服务"。还是以日本为例，目前许多老年家庭安装了传感器，但传感器需要依托护理人员及时响应。日本的护理人员短缺，供不应求，无法快速响应老年人的需求。三是大数据驱动服务转型需要多方利益主体的协商合作。不同利益主体之间的数据结构和产权问题仍有待进一步深入研究。四是行政体制的路径依赖性问题。本章以案例研究为基础，发现政府倾向于搭建独立平台，将技术应用的边界限定在政府控制的服务范畴内，平台服务商需要嵌入政府的行政化服务框架中，这在一定程度上脱离了市场化平台的运作逻辑，最终可能造成服务低效率、低质量、高成本等问题。不同国家的大数据应用呈现两个发展方向：一是以需求者为中心的服务整合，二是以管理者为中心的流程管控。两个发展方向既可以是统一的，也可以是分化的。不同国家的福利体制呈现不同的选择模式，社会福利制度转型可能具有路径依赖的特性。因此，政府需要从以下几个方面规范养老服务平台发展。第一，平台公司由政府筹资、第三方主体运营是各地普遍采取的模式。但是，由于政府的非竞争性委托，平台公司已经具备了垄断优势。未来政府需要对平台公司进行有效规制，特别是政府购买的项目大多对应基本的养老公共服务，在服务价格、服务种类上与市场化的服务有所不同，政府应该进行有效规制，提高财政资金的使用效率。第二，文中案例说明了一个问题，当政府购买服务直接面向定点企业时，相当于给了企业一种间接的定价权力，企业可以利用这个权力进行差别定价，获得垄断租金。解决问题的一个有效办法是给予老年人选择权，将选择服务的权力交到老年人手中。建议政府将基本养老服务相关补贴直接发放给老年人，由老年人决定向哪类企业购买何种服务，以规避企业垄断财政资源造成的低效率问题。第三，医疗服务平台和养老服务平台能实现数据互通共享，对行业内的企业具有巨大的价值。基础医疗信息数据与家庭医生数据、养老机构数据进行实时连接，是一种非常有益的尝试。平台具有自动采集、传输和预警功能，通过实时的跟踪监测，有可能变事后处理为事前处理，降低老年人的患病率，提高老年人的生存质量。

第六章
数字技术与长期护理服务组织模式

一　引言

当前，我国正面临严峻的养老形势。庞大的老年人口数量与快速的人口老龄化进程给国家养老事业发展带来巨大挑战。与此同时，由于家庭结构小型化、空巢化现象日益增多，传统的家庭照料模式已难以满足养老需求。然而，我国现有的社会保障体系在社会化养老服务、失能失智老年人照顾方面依然存在不足，长期护理保险（以下简称"长护险"）制度顺应时代要求逐渐建立起来，具体是指为那些因年老、疾病或伤残丧失日常生活自理能力而需要被长期照顾的人提供护理费用或护理服务的社会保险制度安排。

王师傅[①]是青岛市某养老机构一名专门从事居家养老护理的护理员。在长护险制度要求与机构管理下，其上门工作的流程具有较强的规范性。2024年9月29日上午9点，王师傅来到三级失能老人张大爷家中，取出需要家属签字的纸质档案后，他立刻打开手机上的"青岛护理"应用进行工作打卡。由于王师傅所属养老机构的自主系统已经与医保局实现数据对接，王师傅只要在"青岛护理"应用中按流程打卡，就会被机构管理方录入，无须进行二次打卡。

打卡的程序非常简单，除了最基本的登录操作，护理员只需要对服务

---

① 书中人名均作匿名化处理。

的老年人进行"人脸识别"扫描，系统后台与存有的老年人信息相对应即可。打卡完成后，护理工作开始，应用中的定位功能将在工作时间内持续监管护理员是否携带手机离开老年人家中。王师傅选择将手机放在客厅，自己则进入卧室对张大爷进行既定内容的规范护理，具体包括给老年人剪指甲、上药，帮助行动不便的老年人洗澡等。智能系统具有明确规定，须严格遵守执行。不过，王师傅表示，具体的护理工作内容可以提前与老年人家属进行沟通，具有相当强的灵活性，并不是一成不变的。但每项护理内容都有规范化、专业化的操作流程。有三年工作经验的王师傅已经相当熟练，大约 1 小时 30 分钟后，王师傅完成了所有工作，简单整理过后，他将纸质档案交给家属填写。

流程结束后，王师傅发现，离系统规定的"2 小时"还有 15 分钟时间。王师傅不能选择"提前打卡"，受到系统定位监管的他只好坐在老年人家中休息，与家属聊天，交流日常生活。到达规定"打卡"时间后，王师傅通过简便操作"打卡"成功，然后匆匆离开老年人所在小区。他将继续前往智能平台显示的下一个服务对象家中，同时系统将提供地图导航功能对他进行指引。根据王师傅的陈述，平常一天中他基本可以服务 3~4 名老年人，每天的工作量由机构后台管理，统一进行分配。

从王师傅高度规范化的工作流程中不难看出，数字化成为整个照护服务过程的"关键词"。老年人与护理员的基本信息数字化、所需提供的护理服务数字化、劳动监管手段的数字化等，成为长护险制度中不可或缺的一环。

二　文献回顾与研究问题的提出

在长期照护服务正式开始前，王师傅的护理员身份信息与张大爷的医保信息、身体健康状况等，以大数据的形式存储在长护险管理平台中。近年来，这种数据化或将定性信息转化为量化数据的操作逻辑，在全球医疗保健系统领域的增长趋势明显（Saluk，2022）。这一趋势本质上是将个体健康叙事转化为数字化的实体，由不同的参与者以不同的规模进行存储、传输和分析。Cozza（2024）认为，这一数字化趋势可以分为两种实践，即照护类别化（a practice of classification）实践和分类任务化（a practice of taski-fication）实践。

（一）照护类别化实践

护理危机问题中的一种代表性观点认为，可以将生理年龄（通常在65岁及以上）和功能年龄（能力）作为衡量标准确定特定群体（如老年人）的福利护理资格，从而识别其护理需求（Cozza，2024）。这一实践建立在数据化的操作逻辑基础上，即管理者通过第三方收集个人数据，对这些需求进行客观的衡量与汇总，说明个体在某个年龄段、某种身体状态下应该需要（或不需要）什么，这些需要的情况可以被归纳为某种标准。在行政管理实践中，数据化越来越多地参与制定标准的过程，以评估需求和人的功能，并根据以证据为基础的管理提供有效和高效的服务。数据化操作逻辑的目的是制订标准化的解决方案，最终实现节约成本的目标（Cozza et al.，2019；Treas，2009）。

在长护险制度中，照护类别化实践是指对老年人进行数字类别化管理。目前，长护险的服务人群聚焦长期处于失能状态下的参保人员，个人的失能等级不同，获得的照护服务时长也不同。因此，在开始长期照护服务前，第一步就是对老年人的身体机能进行评估，以确定他们是否有资格获得服务。Cozza（2024）的研究指出，通过数字化检测技术对老年人的身体进行数据化处理，可以更好地了解老年人的身体及失能状态，更有效地进行需求评估、疾病诊断与预防，提供长期护理服务。但是，这种以数字化、标准化逻辑为基础的照护类别化实践实际上消解了个体差异及老年人身体在情感与物质上的活力，使其被分割成一个个易于管理的"盒子"。"活体"被简化为简洁的数字化数据，身体则成为某些照护服务的一次性用品。照护类别化实践指导数字系统根据指定的优先级对老年人及其需求进行排序，并将这些标准化"盒子"进行有效分类。因此，提供服务的机构主体可以根据"盒子"的类别，提供具体的服务。

（二）分类任务化实践

照护类别化实践对老年人的影响比较直接，"数据来源"（Hoeyer，2023）取决于对老年人身体的测量。而分类任务化实践则对专业护理人员的直接影响最突出，其数据是关于专业护理人员在老年人身上执行的任务。类别化和任务化是同一枚硬币的两面，即长期护理服务的加速数字化，有时很难在对老年人和护理员的直接影响之间划清界限。

在专业化的照护服务工作中，为了保证护理的有效性与高效性，护理工作被划分为一项项明确的任务，如洗澡、理发、按摩、修剪指甲等。由此，管理机构可以有针对性地进行招标、交付、监督和分别定价，这遵从的是一种时间节奏化的服务逻辑（Cozza，2024）。有学者将这种现象称为照护服务的"法典化"，即将照护工作分解为许多单一、定义清楚的活动，并且界定明确的执行时间（Dahl & Rasmussen，2012；Kamp & Hvid，2012）。在照护服务数字化管理的背景下，护理人员必须按照上级管理的具体指示和时间安排执行工作，这些管理命令也以数据化的形式呈现在智能化平台上，对护理员起到严格的监督作用。护理员被要求以数字化与纸质化的形式记录他们为护理对象提供的服务内容，以便管理方获得数据识别该护理员的工作是否符合要求（Olaison，2010）。

照护类别化实践与分类任务化实践形成的理性框架，本质是管理人员通过数字化技术的形式将老年人与护理员的身体工具化，将护理工作简化为一种"机器人操作盒子"的产品。但是，这一逻辑没有考虑到护理始终是一项关于护理员与护理对象之间身体、情感关系的照顾性劳动，人与人之间的主体性很难被海量数据取代，情感劳动是无法被完全量化的。

既有研究提出了照护类别化与分类任务化的实践逻辑，以概括当前数字技术在养老照护中的作用，同时认为养老服务数字化的新趋势在度量护理劳动的情感特质方面可能存在一定的局限性。作为养老护理工作的一种，居家性的长期照护具有一定的特殊性。第一，护理对象必须经过严格的身体状态评估，只有达到失能等级要求后，才能提供照护服务；第二，护理员的工作场所为护理对象的"家"，而非固定的机构场所，每次上门只需要提供短时长的服务即可，存在一定的流动性；第三，虽然只在固定时间上门服务 2 小时，但护理对象相对稳定，能够建立一定程度的亲密关系，护理工作的情感劳动特质得到凸显。

数字技术的应用在居家护理过程中产生了怎样的影响？护理员是怎样面对数字技术应用带来的变化的？本研究探讨了数字化与长期护理劳动之间的新张力；在数字技术控制下，管理者与护理员的关系发生了怎样的变化；在隐藏的劳动控制下，护理员的劳动过程发生了怎样的变化。通过对上述内容的探讨，本研究借鉴布洛维"赶工游戏"理论，展现护理员在劳动过程中如何内化激励，完成护理劳动过程。

三　护理服务中的新型"赶工游戏"

本研究采用田野调查和深度访谈相结合的方法，以青岛市养老机构、居家养老护理员、长护险制度建设相关负责人为调研对象，深入了解青岛市长护险制度建设的基本情况、养老机构的运作情况、养老护理员的具体劳动过程等内容。由于针对护理员的研究内容涉及主观的情感认知和具体的劳动过程，采用质性研究方法更易获得深入、细致的材料。另外，考虑到受访者理解、配合程度的差异性，课题组在与访谈对象进行交流的过程中主要采用半结构式访谈的方式，访谈内容既包含需受访者回答的关键问题，又包括受访者自由阐述的开放式问题。

在调研过程中，课题组发现，照护类别化实践与分类任务化实践虽然提高了护理工作的效率，保证了护理服务的规范性，起到了一定的积极作用，但是存在相当大的局限性。

（一）政府通过数字技术对长期护理服务过程的监管

在长护险制度中，政府作为照护服务的购买方，为了保证护理工作的有效性，必须建立起保障长期护理劳动质量的管理制度。以 App、小程序为载体搭建起来的智能管理平台发挥了相当重要的作用。目前，数字化智能平台的具体功能可分为工作流程监管、行为规范监督、质量评估约束三个方面。

1. 工作流程监管

医保局将居家护理任务下达给市内各养老机构后，机构自主管理系统将根据老年人所在位置、需求和护理员的空闲时间智能派单，明确护理任务和要求；护理员需要按照规定流程完成任务，确保服务质量和效率。护理员通过护理端 App 进行服务记录，如工单签入、人脸或声纹识别、服务项及服务时长记录、签出等。此外，护理端 App 还具有声频采集功能，可采集服务过程中的声频，实现服务过程可追溯。

2. 行为规范监督

在长护险居家服务中，通过智能定位、保护隐私摄像头等物联网监控设备，对护理员的护理行为进行实时监控，让护理服务留痕，督促护理员规范工作。系统通过大数据分析护理员的服务数据，如发现服务项时长不符或定位不符，工单可自动进入由管理人员进一步审核状态，及时发现和纠正护理员的不当行为。

3. 质量评估约束

机构可以根据护理员的服务记录、老年人及其家属的反馈等多维度数据，对护理员的服务质量进行综合评估，评估结果与护理员的绩效、薪酬等挂钩，激励护理员提高服务质量。一部分机构可以在操作流程、服务态度等方面为护理员提供培训，使护理员的服务更加标准和规范，比如，督促护理员不断提升自身素质和服务水平，推动护理服务标准化、透明化。

（二）长期照护中的"赶工游戏"

自马克思提出劳动过程理论以来，国家或资本如何控制劳动与生产过程一直是传统工业社会学的核心研究议题。为了将工人的主体性纳入劳动控制的分析中，布洛维开创性地提出"赶工游戏"（the game of making out）的概念。"赶工游戏"意味着工厂工人将生产过程转化为竞赛，借此摆脱工作的沉闷无意义，使工作变得较易忍受，并创造出自主性的感觉，再造了工人的志愿性顺服（Burawoy，1979）。"赶工"现象同样存在于服务性劳动中，Robin Leidner 在研究"麦当劳"的例行化互动服务工作时指出，快餐店严密的标准化工作要求员工快速提供服务，来自同僚与顾客的压力共同鞭策员工自发地加速作业，各种奖励制度使他们臣服于动作反复、步调快速、自主性弱和薪水微薄的工作（Leidner，1993）。

青岛市的长期照护服务调查案例也表现出明显的照护"赶工"现象。承接照护任务的养老机构会在智能系统的辅助下，按照 1 : 15 或 1 : 20 的比例为护理员分配照护对象（一名护理员一个月内固定为 15 ~ 20 名老年人提供照护服务），并依靠数字技术对护理员的工作流程进行严格控制。而护理员的工资也与护理对象的数量挂钩。这意味着，护理员越能干，承担的任务量越大，赚取的工资收入就越高。同时，护理员群体整体上也认同管理者制定的计件制度及工作安排，自愿参与"赶工游戏"。具体体现在以下三个方面。

一是长期照护的流水线化。在护理对象成为一个个"数据盒子"和护理服务"法典化"的背景下，长期照护的边界和内容变得非常清晰，整个服务过程不再是一个整体，而是被数据分割为一个个具体的任务操作流程。在护理员使用的 App 或小程序页面中，护理流程的被分解化十分明显。护理员在完成一项任务（如理发、洗澡、用药等）后，必须点击页面进行确认才能进入下一项服务的记录，否则将无法完成整个护理流程。如同制造业工厂"流水线"般的护理劳动保证了护理的有效性与高效性，打破了人们对照顾劳动的固有认知。

二是长期照护的时间节奏化。智能系统规定了护理员每日上门服务的时间及每项具体任务的时间，护理员需要按照规定好的时间严格执行"命令"。以王师傅为代表的长期照护人员每天都会按照系统提前安排好的日程表"赶时间"上门，一件接一件地完成规定的任务，且只能按照规定时间"打卡"出入，不能出现"早点"或"晚点"的情况。

三是长期照护的绩效化。智能平台采用定位技术对护理员的工作进行严格监管，要求护理员待在老年人的家里这一固定的地点范围内，构成了一个具有一定封闭性的电子监控场所。在这种类似制造工厂的监管制度下，护理员的劳动报酬与照护服务数量紧密挂钩，完成的任务越多，获得的收入越高。因此，管理者和护理员共同构建了新型"赶工游戏"的照护流程。

四　"赶工游戏"中的护理员：如何发挥有限自主性

长期照护劳动的"赶工游戏"展现的是照护劳动中情感主体性被弱化。照护为何也需要"赶工"？与工业劳动或一般性服务工作不同的是，照护劳动施加的对象并非冰冷的物质，而是脆弱的人体与心灵。照护者与被照护者的权力不对等使"赶工"有可能造成伤害。此外，照护涉及道德规范价值，即便观察到"赶工"现象，也不能推定照护者是自愿参与其中的。因此，照护流水线化、时间节奏化与绩效化带来的高效率、规范化背后的护理员的主体性问题也值得深入探讨。

李洁（2024）针对互联网平台上的日常保洁家政劳动开展的研究指出，网络平台赋予家政劳动者一定的有限自主性，也让它们陷入多重的结构性压力和限制中。这一自主性主要体现在劳动者的"时空自主性"上。当前，数字技术控制下的长期照护管理系统，与互联网家政劳动存在很大程度的相似性。调研情况表明，新型"赶工游戏"中的护理员正在发挥有限的时空自主性。

（一）工作-生活的时空分离

与社区机构养老等提供 24 小时全天候服务的照料工作相比，长期照护养老护理员能够实现工作与生活的时空分离。调研发现，长期照护养老护理员在上班期间虽然安排紧凑，需要不断"赶工"，但只需要出卖有限的劳动时间，工作时间之外可以拥有较为充足的家庭私域空间与时间。此外，24小时待命式护理的弊端在于，需要随时对老年人的需求作出回应。而长期照护养老护理员只需要在系统安排的固定服务时间内完成任务即可，无须长时间的"身心分离"。总的来说，工作与生活的时空分离使护理员更好地把握整体生活节奏，对这种数字化的劳动分工的认同度大大提高。

（二）自我价值认可与情感关系的培育

调研发现，大多数养老护理员是来自农村或普通城镇、受教育程度较低的中年女性。同时，该群体过往的生活场域大多局限于私人家庭，承担家务劳动的社会价值与经济价值难以得到认可。在长期照护服务中，数字平台的流程管理、薪酬制度与文化规训，明确了养老护理员护理工作的职责界限，提高了养老护理员的职业规范水平，增强了养老护理员群体的自我价值认可程度。同时，平台相对稳定的照护对象安排机制，也为养老护理员与老年人及其家属之间的情感关系培育提供了时间与空间。在自我价值认可程度较高与情感较为深厚的共同作用下，养老护理员参与"赶工游戏"的自主性较强。

（三）对智能平台控制系统的"欺骗"

智能手机作为线下护理员与线上智能系统之间的"视窗"，起到了移动交互的作用。它一方面为养老护理员匹配护理任务、记录护理工作痕迹，起到帮助护理员提高工作效率的作用；另一方面，作为系统监控的终端，监督护理员的劳动过程。

如此一来，严密的技术对护理员的监督实际上必须依赖智能手机这一终端，而护理员作为从事失能老年人照护工作的职业群体，工作过程与智能手机之间并没有直接联系，即护理员本身的劳动过程并不需要智能手机，手机仅为系统监控的延伸端。因此，当劳动者想要逃避电子监控时，只需要通过"人机分离"这一方法。例如，凭借与老年人家属之间的情感实践关系，护理员可以"拉拢"家属配合自身规避电子监控。调研收集的资料表明，护理员可以将手机留在家中，依靠家属配合实现"自己外出，手机录入时长"的人机分离目的。

五　数字技术下照护劳动的异化

在养老护理数字化的新趋势下，长期照护服务中的管理者与护理员共同构建了一场新型的"赶工游戏"。数字技术的应用既使长期照护实现了流水线化、时间节奏化与绩效化，又在一定程度上削弱了照护劳动的情感特质。然而，研究发现，面对数字化的劳动分工制度，护理员发挥了有限自主性，采取了积极或消极的回应策略，为人与技术关系的议题作了新的解答。

那么，智能系统真的能够识别规范的护理劳动吗？调研发现，养老护理的数字化技术依然存在一定的漏洞，影响其识别真正高质量的长期照护服务。

（一）有难度的人脸识别

以"青岛护理"为代表的智能管理系统，在要求护理员"打卡"操作前存在一个重要的审核门槛，即护理员需要用手机对其所服务的老年人进行人脸识别。这一识别过程在行业内部被称为"活体扫描"，意指必须由老年人本人出镜进行即时扫描，不能用照片代替。这项技术被广泛应用于电子支付、公司员工签到等方面。但是，作为长护险服务对象的失能老年人，有相当一部分因身体原因而行动不便、面部状态发生改变。这一状况的出现使一部分老年人难以正常通过人脸识别测试。

对于上门服务的护理员来说，老年人的人脸识别是开展工作的必要流程。如果老年人的人脸识别失败，"打卡"就不能正常进行。因此，受访护理员谈到了对"人脸识别有困难"的老年人的处理方法。护理员和老年人家属会通过"翻老年人眼皮""用手推老年人的脸"等方式调整失能老年人的面部状态，以确保通过人脸识别。在有的护理员看来，这种行为对老年人显然"不礼貌"，担心这是"不尊重身体有问题的老年人"的表现，但为了完成工作流程，他们不得不这样做，所幸这一特殊情况能得到老年人家属的理解和配合。

（二）不被计入系统的服务

居家护理员的工作时长由其所属机构统一按照相关规定分配，并且受到严格的监管。但是，针对护理员的调查研究发现，许多护理员存在超出服务时长仍提供额外服务的情况，甚至是在属于下班时间的夜间依然去老年人家中提供帮助。例如，护理员 B 师傅提到他长期照顾的一名老年人在晚上八九点时给他打过一通电话，请他来自己家中帮忙修理空调。虽然是休息时间，但是 B 师傅仍然自发前往老年人家中提供帮助。据悉，这样的情况在护理员群体中不在少数。为什么会存在超出规定时长或根本不在工作时间的护理服务？提供相关信息的受访护理员表示，因为他们将护理视为一种需要付出爱心、感情的劳动。照顾帮助老年人的爱心力量、与老年人及其家属之间长期建立的情感纽带，成为护理员提供不被计入系统的服务的驱动力。

目前，智能管理系统只能记录规定范围内的工作，没有记录其他服务时长的功能。这反映了当前管理者开发的技术系统还没有能力完全识别出护理员发挥情感主体性提供的高质量护理服务，其当前建立的标准流程只能起到规范化的监督作用。

（三）系统满意、家属不满意的护理服务

调研发现，在居家护理的劳动过程中，存在虽然满足系统规定流程却不能让家属满意的护理服务，即"系统满意、家属不满意的护理服务"。例如，某位失能老年人家属表示，在过去接受居家护理时，遇到过一次"不满意"的情况：某个护理员曾经通过"人机分离"的方法，在工作时长不足的情况下，将手机留在老年人家中，并直接告知对居家护理整体流程尚不完全清楚的家属"自己还有另外一个活要做"。而在系统的监管中，这名护理员的打卡时间准确，定位始终停留在规定的范围内，属于技术可识别的规范的居家护理。此外，还有家属反映，曾有上门为老年人提供按摩服务的医护人员出现"一边打游戏，一边为老年人做按摩"的状况。诸如此类影响护理服务质量的行为，是系统目前无法准确识别、需要家属通过相关渠道进行合理反馈的。

六　总结与讨论

本章探讨了长期照护组织引进数字技术后，对照料者的劳动过程产生的影响。研究发现，数字技术的引入使照护服务逐渐演变为可以测量的标

准化产品。照护服务被切割为一项一项具体的服务产品，在数字技术的加持下，管理者加深了对劳动过程的控制。这种模仿工业化产品生产过程的泰勒制模式，导致照料劳动的异化。照料者不得不应对管理者的考核要求，减少照料劳动过程中的情感投入。同时，在照料劳动过程中，我们也看到照料劳动者参与"赶工游戏"，通过不停赶工，获得更大收益。

　　针对数字技术造成的护理劳动异化困境，现有两条理论线索。一是降低管理机构对于照料劳动者的数字化控制。管理者应充分理解和尊重照料劳动的特殊性，给予照料劳动者对数字技术的应用形式一定的话语权，通过公共参与的方式，重建劳动者与数字技术之间的平衡关系。特别是，长期照护服务中有很多中高龄照料劳动者，因数字鸿沟问题，他们抗拒数字技术的使用，管理者过于强调数字技术可能会贬抑照料劳动的价值，特别是情感劳动的价值。二是通过社会政策改善照料劳动者的现状。地方政府应加快建立职业技能体系，尊重专业照护者的职业自主性，减少数字技术对照料劳动者的"数字专政"，提高照护劳动的社会价值。

第七章
数字技术与社区养老机构转型发展

近年来，随着互联网基础设施建设的不断完善和智能穿戴设备与适老化 App 的推出，居家养老服务模式也在转型发展。2008 年，全国老龄委办公室等 10 部门联合下发《关于全面推进居家养老服务工作的意见》，提出居家养老模式重点放在社区，将居家养老服务定义为"政府和社会力量依托社区，为居家的老年人提供生活照料、家政服务、康复护理和精神慰藉等方面服务的一种服务形式"。过去几年，各地政府在社区日间照料中心、养老驿站、农村幸福院建设上投入了大量资金，但实际利用效率不高，这从侧面反映了现有社区照料模式不能满足中国老年人的养老需求。

所谓"居家养老服务"，是指以家庭为核心、以社区为依托、以专业化服务为手段，为居住在家的老年人提供以解决日常生活困难为主要内容的社会化服务。本研究所说的"堂食"指社区养老服务，"外卖"相当于居家养老服务。虽然养老在空间上以家庭为主，但服务是由服务商提供的，这也是"外卖"的要义所在，并非在家自行生产服务，而是通过下单购买居家养老服务。居家养老与家庭养老虽只有一字之差，但意义有很大的不同。在居家养老中，"家"的空间意涵更加突出，家庭实际上是一个养老服务的生产空间或生产单位，不同社会主体可以家庭空间为基础提供一种整合性的服务（马骐等，2017）。随着互联网技术的发展，借助现代科技，可进一步改变原有的家庭空间，将更多的国家、市场和社会资源引进家庭，共同生产养老服务。"十三五"时期，国家开展居家和社区养老服务改革，提出了家庭养老床位的创新举措。2021 年，工业和信息化部、民政部、国家卫生健康委联合印发《智慧健康养老产业发展行动计划（2021—2025 年）》，提出推动智慧健康养老产业创新发展，包括拓展智慧养老场景，提升养老服务能力；推动智能产品适老化设计，提升老年人的智能技术运用能力。2022 年，民政部、财政部办公厅发布《关于做好 2022 年居家和社区基本养老服务提升行动项目组织实施工作的通知》，要求通过中央专项彩票公益金支持，面向经济困难的失能、部分失能老年人建设 10 万张家庭养老床位、提供 20 万人次居家养老上门服务。最近几年，随着互联网、大数据技术的快速发展，中国的智慧居家养老服务也在快速发展。本章以上海市"堂食"+"外卖"一体化养老模式为例，以"社区养老"向"社区+居家一体化"服务转型为背景，探讨智能设备在居家养老服务组织转型中扮演的角色，并对现有的智慧养老服务存在的问题进行深入剖析。

一　智慧养老服务模式的内涵与发展

事实上，随着科学技术的发展和进步，科技很早就被应用到老年人生活和护理领域。菲斯克指出，智慧家庭与建筑的概念早在 20 世纪七八十年代就已经出现，它泛指安装了智能科技产品的房子，包括一系列设备、感应器、触动器和开关，可以进行自动或者用户发起的通信。在这种家庭中，设备之间的通信可以赋能于人，提高他们的生活质量（Fisk，2001）。与智慧家庭相关的是环境智能。Kissoum 等指出，随着计算机的发展，智能越来越变得环境化。这种环境智能的发展，给人们的日常生活带来了改变。尤其是老年人和有生活依赖的人，可以从中获益。借助科技的力量，他们可以自主地居住在家中，无须依赖医院生活，智慧家庭可以为他们的生活提供保障，避免摔倒、紧张、恐惧或者社会孤立（Kissoum et al.，2014）。显然，环境智能在这里不仅包括物理设施，帮助老年人克服身体上的障碍，还包括一些通信技术和手段，帮助老年人缓解心理问题，并满足他们社会参与的需求。环境辅助生活（AAL）则更像一个大的集成系统，包括智慧家庭、远程健康监护和远程护理，目标在于促进和延续老年人积极主动与独立自主的生活方式（Evchina et al.，2016）。从技术维度来说，智能化的家庭环境具有高度整合的平台特征（杜春林、臧璐衡，2020）。早在广泛的智能化养老技术出现之前，一些单一的技术就已经应用在老年人的健康护理中，比较常见的是远程护理和视频电话，这些技术帮助老年人解决了独立生活时的健康和护理问题。2002 年，英国利物浦着手进行远程护理的试验研究，为 21 位有服务需要的老年人安装了远程报警感应器，以采集家庭活动信息。这一系统不需要老年人使用穿戴设备，或者与特殊设计的界面进行互动，而是以一种"非侵犯性"的方式进行。它自动对使用者在家中的移动进行监控，识别出偏差行为后进行报警。报警系统采用了分级形式，首先会对用户进行语音电话提醒，在事态升级的情况下则会要求用户中心的社会工作者进行介入处理。独立评估机构对远程护理系统的优点和问题进行了综合分析。从积极的角度来说，在远程护理系统中，语音和视频电话相结合，赋予居家老年人更强的自主性，他们能够通过电话与护士沟通自己的需求、期待和感情；对于医护人员和服务提供者来说，通过视频电话评估老年人的精神状况和服务需求，节约了出行成本，增加了护理产品体系接入的频次。从消极的角度来说，研究者注意到，智慧养老服务的局限性比较明显。一是老年人对新科学和技术的排斥态度可能会影响远程护理的实施（王晶、郭冉，2018；张鑫，2023）。尤其是一些新的设备，虽然可以用来拓展护理服务范围，但老年人对其持怀疑态度，设备本身不被老年人认可（Arnaert & Delesie，2001）。二是远程护理的监控服务与主流的社会服务难以整合。远程护理建立在对特定使用者进行评估的基础上，因为个体存在差异，社会服务系统必须有足够的灵活度满足不同使用者的需求，而高灵活度又意味着高成本，主流社会服务体系缺乏进入的激励机制（Reeves et al.，2007）。除此之外，评估者还发现一个有趣的现象：部分老年使用者故意触动报警装置，以便和服务中心的工作人员进行沟通互动。这恰恰反映了一个重要的问题，即包括远程护理在内的所有护理服务中，人际交往和互动对于老年人来说是不可替代的心理需要。综合考量欧洲国家智慧居家养老服务的经验，一方面，智慧养老服务的探索和实践为居家养老的老年人提供了更多独立生活的机会，提升了老年人的自主性；另一方面，智能技术替代了人与人之间的交流，增强了老年人的疏离感。目前这种由技术引发的结构二重性冲突还没有好的解决路径。这就意味着我们无法单纯从技术角度思考智慧养老的问题，必须同时考虑技术主体及其发挥作用的社会空间。

二　案例背景：社区养老机构发展的两个阶段

（一）"堂食"阶段：高质量、小规模的社区养老机构发展阶段

在初期发展阶段，A 企业主要提供中高品质的社区养老服务，在上海老龄化较为严重的街道（如普陀区）和社区设立"长者照护之家"。"长者照护之家"在功能上类似于养老院，为入住老年人提供全方位的生活照料服务，A 企业在环境和条件上优于一般公立养老机构。首先，在环境设置上，"长者照护之家"在装修和布置上不同于传统医院和养老院封闭严肃的风格，它借鉴了日本的园艺疗法装修风格，在机构周边铺设绿色草坪和花圃，在机构内部以绿色为主色调营造较为自然的环境。同时，养老机构内部的布置较为温馨，老年人的房间不是以编号而是以图案进行命名，格局上也模仿家庭设置餐厅、客厅等活动区域。其次，在服务内容上，A 企业有一支专业的照护团队，包括专业护理员、护士、康复治疗师、口腔医生、营养师、牙科医生、心理医生、社工、全科医生等十类人员，为老年人提供晨间起居照护、服药用餐、OT/ST 训练、午间起居照护、午间点心、PT 训练、睡前准备、护理管理、膳食管理等多项服务。最后，在智能产品使用上，虽然前期 A 企业主营社区养老服务，空间上相对封闭，但它十分重视数据的采集以及智能产品的使用。入住社区养老机构前，A 企业要对老年人的健康状况进行详细评估并制订照护方案，之后根据方案监测老年人的身体状况，这样一方面规避了照护风险，另一方面可将监测数据用于照护服务的评估、探索最佳照护方案。同时，A 企业在社区养老机构内研发了许多智能终端设备，如智能床、各类监测报警系统，试图实现"机器代替人力"，降低成本，并通过科技产品缓解老年人的失能状况。

上述优势使 A 企业社区养老机构养老服务较受欢迎，但其自身发展存在一些难以突破的瓶颈。

一是 A 企业作为私营养老机构，规模相对有限，发展社区养老机构需要的土地资源难以获得。以上海市普陀区两所"长者照护之家"为例，一所仅能提供 20 张床位（在笔者调研时，该机构已经入住 18 位老年人），另一所仅能提供 11 张床位（已经入住 10 位老年人，工作人员反映还有老年人在排队等待入住）。由于该企业社区养老机构选址多位于上海市传统住宅

区，获得机构场地资源的难度大，前面提到的两家社区养老机构均设立在老式住宅中，没有电梯。为了便于社区养老机构中的老年人活动，A企业还对机构内部进行了电梯改造，但这种方式建设成本高并且很难扩大单个社区养老机构规模。发展至今，A企业在上海范围内只有不到30所"长者照护之家"。

二是社区养老机构自身成本高，除前面提到的地租之外，还包括建设及运营成本等。以A企业的某所"长者照护之家"为例，其在建设过程中采取公私合作（Public-Private Partnership，PPP）模式，总建设成本约为500万元。建设时，政府提供的床位补贴及街道的电气补贴不到200万元，而后给予社区养老机构"532"的运营补贴（第一年5000元补贴，第二年3000元补贴，第三年2000元补贴），企业仍需负担较高的建设成本；同时，A企业重视专业化及科技产品，研发成本也较高。

三是高成本带来高价格，消费者有限。入住A企业"长者照护之家"的费用为5000元/月，但根据《2020年上海市老年人口和老龄事业监测统计信息》，老年人的实际养老费用大多为每月2001~3000元，每月能接受的养老费用占比最高的也是2001~3000元，对该企业社区养老机构养老服务的消费能力有限。

基于上述原因，A企业进行了模式转型，由初期的社区养老机构养老模式转为依托社区的居家养老模式，即A企业提出的居家养老2.0模式。

（二）"堂食"+"外卖"阶段：依托社区的居家养老2.0模式

在社区养老服务取得成功后，A企业不再将重点放在上海市"9073"格局中3%的老年人，而是将目标对准90%的居家养老老年人，通过智能终端及原有数据库对老年人信息进行追踪和筛查，将原有发展成熟的"长者照护之家"作为居家养老服务网络的中心点，承担专业支撑及人员中转功能，实现其将"专业养老院开到老人家里去"的居家养老服务目标。

本研究将社区机构养老和居家养老分别比喻为"堂食"和"外卖"。"堂食"型社区养老模式具有以下特点。第一，场域具有封闭性。由于入住社区养老机构的部分老年人存在失能和失智情况，出于安全考虑，社区养老机构在场域上相对封闭，以防出现老年人走失或其他状况。第二，社会功能缺失导致老年人排斥社区养老机构。由于养老机构具有封闭性且数量有限，老年人要远离原有家庭入住社区养老机构，家庭在精神安慰及照护方面的功能因此缺失，老年人在传统观念的影响下难以接受入住机构养老。这一点在许多调查中有所体现。例如，阳义南（2023）对老年人入住机构养老意愿及影响因素的研究以及苏炜杰（2024）基于政府责任的居家养老服务需求、供给与利用研究都发现，老年人选择机构养老的意愿较弱。

相比于"堂食"型社区养老机构模式，"外卖"型居家养老模式呈现不一样的特征。第一，服务提供方式为"养老不离家"。在传统居家养老与社区机构养老模式整合之后，企业将服务场域设在家庭中，以社会化服务帮助家庭减轻养老压力，受到老年人的欢迎。第二，服务类型以生活服务为主。这一点与居家养老模式的定位有关。由于居家养老模式承担了家庭照护功能，在传统意义上，家庭照料以生活照料为主，在康复训练方面较为缺失，尤其是对于失能程度较高的老年人来说，采用居家养老模式比社区机构养老模式存在更大的风险和难度。第三，心理依托及情感支撑作用显著。居家养老模式的优势是老年人易于接受。由于身体素质下降带来不安与焦虑，能留在家中安度晚年成为老年人的首选，并且家庭提供的情感和心理支持也有助于老年人康复。第四，服务选择范围增加。由于居家养老服务在专业性方面较弱，提供基础生活服务的服务商较多，家庭的选择也增多。

三 基于行动者网络理论思考智能技术与企业转型的关系

（一）智能技术本身具有能动性

转型后，A企业扮演的核心角色转换为信息平台，以平台为主体，利用大数据将社区机构及居家养老对象联系起来，并通过大数据在总体上对社区机构和居家养老服务进行评估与监测。转型后A企业的模式架构如图7-1所示。信息平台替代了原有社区机构扮演的统筹角色，而机构成为和居家养老扮演角色相同的子部分。照护人员可以通过信息平台对老年人的数据进行筛选和分析，老年人的服务需求也可以通过信息平台传递给照护人员。

在具体流程上，服务对象根据需求在信息平台上下单，预约某项服务；信息平台根据服务对象信息，自动将其需求发送给附近可以提供该项服务的机构，机构内的照护人员按照情况进行抢单和上门服务；在上门服务过程中，照护人员将服务对象的基本健康指标上传至信息平台，信息平台根据情况将特殊情况筛选出来进行报告；收到特殊情况的专业人员对案例进行分析，联系服务对象家属并调整护理方案。上述过程在封闭系统内完成，技术、算法替代了服务企业内部的管理规则。

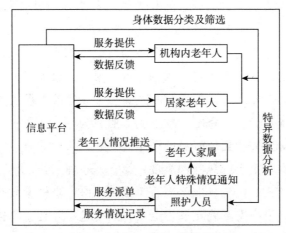

图 7-1 转型后 A 企业的模式架构

在这个意义上，技术（信息系统）展现出其能动性。它代替管理者收集需求信息，基于需求信息、人员位置信息系统匹配供给资源，最终根据服务结果调整护理方案。在整个流程中，技术与人力承担了同等重要的功能。

（二）智能技术拓展了组织的空间边界和生产边界

在转型过程中，A 企业的核心为自主研发的智能床。该智能床的基本功能是可调节床板，通过遥控器辅助人体腰、腿、膝盖等部位进行弯曲，帮助对象完成翻身、起床等动作。同时，该智能床匹配了相关智能监测终端，对于夜间离床、日常活动量、室内外温差、开关门次数等实施监测并在出现异常情况时自动报警，床头设置了紧急呼叫按铃。通过该智能床，A 企业可以远程监测老年人的日常起居和健康风险状态。

智能技术实现了老年人与社区养老机构之间的互联互通。一方面，在技术及其链接资源进入"家"空间后，拓展了"家"边界，构建了全新的"家"环境，实现了"家"空间中的资源整合与功能重塑，打破了老年人与外界环境的区隔，老年人可以享受由社区养老机构提供的专业化服务。同时，老年人可以保留其私人居住空间，维持自身的自主性、独立性。借助信息化技术，企业拓展了服务生产的空间和边界，打破了地理空间对服务资源配置的限制，使服务嵌入"家"空间中，改善了居家老年人的生活体验。另一方面，智能床实现了人与环境的交互，在传统意义上的"家"空间中植入信息化、数字化神经网，实时记录老年人的生理与活动指标，实现生理信息数字化转化与量化。从这一角度来看，老年人在使用智能设备的同时也生产相关的数据信息，是智慧养老服务链条中不可或缺的一部分，家庭生存空间的边界得到延伸，与社会生产空间相衔接，家庭空间也从私人领域延伸至公共领域。

从企业角度来看，随着生产空间的扩大，企业服务规模也在迅速扩大。原先每所机构最多能照顾几十位老年人，到2018年，普陀区居家照护覆盖人数已达上千人。在服务内容上，A企业采取了长合同周期套餐包①方式，将不同技术要求的服务进行整合，包括入住"长者照护之家"、到家晚间护理、执业护士上门随访、服务点日间照护、送餐、洗衣、24小时远程看护和响应、免费使用居家智能床、老人照护服务和健康信息App同步推送家属等服务，这样既体现了专业化与技术性特征，又将老年人与家庭重新进行联结；在成本上，A企业运营成本中占较高比例的为智能产品研发及数据库维护的成本，发展居家养老带来的规模化效应可以实现边际成本递减，通过规模摊平成本。除此之外，专业化服务还带动了低成本的生活类服务。

---

① 套餐包根据价格主要分为三种：第一种为99元/年，服务包括一周一次健康和预防失能失智免费培训，一年两次衰老和失能免费评估及干预计划制订，服务点和健康问题免费咨询，每年四天免费入住，免费轮椅、拐杖等辅具临时借用；第二种为1908元/月，服务包括每季度入住"长者照护之家"一次（每次五天，共计20天，服务内容根据评估后制订的照护计划），执业护士上门随访（每月一次，包括健康评估、皮肤检查、家庭照护力量评估和培训等），日间照护每周一天（包括康复、社交、助浴、益智活动等），每日两餐（包括午餐和晚餐）送到家，一袋洗（每周一次），24小时远程看护和响应，免费提供居家智能床，老年人照护服务和健康信息App同步推送给家属；第三种为3168元/月，服务包括每季度入住"长者照护之家"一次（每次10天，共计40天，服务内容根据评估后制订的照护计划），每天一次到家晚间护理（包括个人卫生、生命体征检查、水电煤安全检查等），执业护士上门随访（每月一次，包括健康评估、皮肤检查、家庭照护力量评估和培训等），服务点日间照护每周一天（包括康复、社交、助浴、益智活动等），每日两餐（包括午餐和晚餐）送到家，一袋洗（每周一次），24小时远程看护和响应，免费提供居家智能床，老年人照护服务和健康信息App同步推送给家属。在此基础上，还可叠加康复和护理，其中上门康复服务费用为200元/次，时长40分钟。

居家养老以单项服务结合的服务包为主，最贵的居家养老套餐包价格仅为每月 3000 余元，价格优势在不同程度上增加了客户黏性。

（三）智能技术改变了企业内部多主体关系

1. 智能技术改变了企业组织护理员的方式

A 企业转型后，需要照护的对象增多，对照护人员数量提出更高要求，而企业本身也面临照护人员匮乏的问题。为了解决这一问题，A 企业采取了"计时""计件"相结合的方式，"计时"对应社区养老机构内部的服务，"计件"对应居家养老服务。机构内的老年人虽全天居住在机构中，但需求不是持续的，如午休时间，智能终端可以代替人工对老年人情况进行监测；在机构内老年人需求较少的时间段，照护人员可根据信息平台上的信息抢单，上门提供单项居家养老服务。因此，照护人员的工资建立在机构 8 小时工作时间结合居家养老的"计件"服务工资基础上。这一方式既很好地利用了时间和人力资源，又对照护人员起到监督激励作用。

2. 智能技术调整了企业联系老年人及其家属的优先次序

企业养老服务的对象涉及两类群体：一是自身需要服务的老年人，二是拥有更大决定权的老年人家属。转型前，企业与老年人的联系建立在合同契约基础上，老年人的日常活动发生在机构中，企业与老年人的关系更加密切，与老年人家属的关系相对疏远，仅家属前来探望或机构向家属汇报老年人情况时才有交集。企业转型后，服务项目绑定了智能产品，老年人的子女等家属显然对智能产品的用途更加熟悉，企业开始将沟通和联络的重点转向老年人的家属，鼓励家属更多地参与服务的监督评价，甚至参与服务过程。另外，企业联络优先次序的变化还包括一个隐含的目标，即重新聚焦消费对象。企业转型后，对于智能化的强调及服务模式扩大的需要使其目标群体发生转变。一方面，老年人的消费观念滞后；另一方面，老年人的认知能力下降，使其在养老服务决策上更加依赖家属（杨菊华、刘轶锋，2022）。课题组发现，在 A 企业服务的老年人中，大多是子女帮助老年人选择智能产品。当老年人出现失能、半失能情况时，子女会主动选择智慧养老服务。因此，A 企业将目标重点放在老年人子女身上，利用年轻人对智能技术的青睐吸引顾客，但忽略了老年人对智慧养老服务的体验。

3. 智能技术加强了家庭内部成员之间的联系

信息平台及智能终端产品的发展在时空上拉近了老年人与家属之间的

距离。一方面，对于社区养老机构中的老年人来说，A 企业开发的 App 可以将老年人的身体情况准时推送给家属；当信息系统筛选出老年人异常状况时，照护人员也会第一时间联系家属进行提醒。另一方面，对于居家养老的老年人来说，智能监测终端与家属的智能设备进行绑定，家属可以随时了解老年人的情况，在一定程度上缩短了老年人所需照护服务的时空距离。

四　智慧居家养老服务存在的现实问题

前文分析了智能技术在养老企业发展及模式转型中的重要作用，但智能技术应用存在一些现实问题。依托信息平台和智能终端设备能否真正提高老年人的养老服务质量？本节通过对 A 企业智慧养老服务的研究，提出以下几个问题。

（一）过度追求智慧养老，使智慧养老异化

对于 A 企业来说，智能技术在其模式转型中发挥了关键作用，因此，智慧养老是其重要卖点和核心。A 企业在其社区机构养老及居家养老服务中，从智能床到各种终端设备处处体现出智能化特征，这也吸引了许多老年人子女为老年人购买智慧养老服务。以 A 企业主打产品——智能床为例，A 企业在其一类养老服务套餐包中纳入免费使用智能床的服务，老年人家属在与机构签订居家养老服务合同时，照护人员会为其演示智能床的基本功能和操作。据机构服务人员反馈，帮助老年人签订合同的子女大多会选择使用智能床，将其放置在老年人家中辅助老年人活动；少数未选择智能床的子女，主要是出于信息安全的考虑，但对智能床的辅助功能进行了肯定。然而，无论是居家养老还是在社区机构养老的老年人，都不会使用该智能床，对其基本功能的理解仍是一张普通的床；只有在照护人员或家属前来进行服务时，才会由照护人员或家属进行遥控操作辅助老年人，这与其"科技替代人力"的设想存在一定距离。

此外，智能终端设备的实际效用问题也需要考虑。按分类来说，智能终端设备可以分为穿戴式（如智能手环）、监控式（如摄像头等监控设备）及求助式（如一键报警设备）。穿戴式设备的功能主要在于老年人身体数据的实时和准确监测，要求老年人实时将设备穿戴在身上，舒适度较差；同

时，由老年人认知带来的误报更是加深了老年人心理上的排斥。例如，老年人由于洗澡或其他原因将可穿戴设备取下，这时监控台会发现老年人身体数据剧烈变化并报警，通知子女老年人出现了危险情况，增加了子女负担，由此老年人更会加深这种排斥。监控式设备试图对老年人的周围环境实施监测，但其在技术和外形上给老年人带来一种被监控的感觉，老年人接受度也不高。上海市许多社区引入了求助式智能养老设备，在需要帮助时发出信号，但实际上求助式智能养老设备的使用率很低。一是由于求助式智能养老设备功能有限，简单按键对应的功能很单一；二是求助式智能养老设备只有在信号或网络覆盖下才能启动，而求助是低频的需求，会出现因长期不使用信号和网络断开的情况。

（二）企业目标对准子女，忽略老年人的主体性体验

对于老年人来说，互联网的发展出现在其生命历程的中后期，由于认知能力下降，其很难接受和使用互联网或智能产品。一方面，老年人对智能产品不信任，大多数老年人没有计算机等科技产品的知识储备，对智能产品和终端设备的了解更少。比如，老年人对于医疗服务的需求较高，他们更相信医生、护士测量的身体数据，对于这种自己不理解、不会操作的设备测量的数据往往会持怀疑态度。当身体出现不舒服的情况时，老年人还是会选择去社区医院找医生测量指标，而不是使用智能血压仪自行测量。另一方面，在智能化时代背景下，智能产品得到普及，数字鸿沟越发分明，是否会使用智能设备、使用什么类型的智能设备、使用智能设备做什么成了代际的智能符号。智能产品的大量使用带来了面对面交流少、人际关系疏离等问题，对于老年人来说，他们更希望与子女面对面地交流，获得情感慰藉，因此，老年人在心理上对智能设备有一定的抵触情绪。老年人不能接受智能产品，其主体性也就无法体现。

五　小结

人工智能、大数据、云计算等技术的发展，对传统养老服务组织模式产生了深刻影响。本章以上海市"社区养老机构+居家养老服务"为例，探讨了技术革新推动社区养老机构转型的过程。首先，信息系统具有能动性，代理管理者收集信息、匹配资源、提供服务方案。在整个服务过程中，技

术与人力承担了同等重要的功能。其次，智能技术拓展了组织的空间边界和生产边界，技术进入家庭，打破了家庭的封闭性边界，实现家庭空间与外部资源的有机整合。最后，智能技术改变了企业内部多主体关系及企业组织护理员的方式，调整了企业联系老年人及其家属的优先关系，加强了家庭内部成员之间的联系。

在当下老龄化背景下，家庭中失能、半失能人口的规模远超机构的承载力。通过智能技术，机构以节约成本的方式扩大了服务规模，满足了更多老年人居家养老的需求，同时将家庭纳入整合的服务体系中，这种模式为未来机构养老服务发展提供了可以探索的方向。

同时，通过分析企业转型案例，我们注意到当下智慧养老服务存在的一些问题。首先，智慧养老服务片面强调技术，忽略了老年人的主体性。现有智慧养老服务系统以服务供给为核心，强调技术革新产生的作用，如服务体系优化、人员精准配置、服务成本下降等。老年人作为服务需求者的主体被异化为养老服务的被动接受者，导致其对技术的接受程度较低。其次，子女热衷智能养老产品，而老年人对智能养老产品较为冷淡。如英国的案例所示，远程照料不能替代老年人的日常交往和情感需求。无论是机构还是家庭，都需要理性看待智能养老产品的局限性，既要发挥智能养老产品的优势，又不能过分依赖智能养老产品，应以老年人的主体性需求为核心，寻找到一种智能养老设备与传统服务的整合路径。

第八章
数字技术与虚拟家庭空间重构

社会转型、技术进步对家庭结构和功能具有深远影响。既有研究认为，现代化、城市化等社会转型力量会削减家庭规模，弱化老年人的社会地位，并由此降低子女对父母的家庭支持。家庭变迁的许多理论涉及由现代社会变迁导致的家庭功能萎缩（刘汶蓉，2020）。1982年，维也纳老龄问题世界大会指出："工业化、城市化、现代化已大大更改、转变甚至完全取代了传统的社会风俗和行为模式。如在传统上照料老人的妇女进入了劳动力市场，人口迁移和城市化使年轻人离开了他们年老的家庭成员，破坏了住房方面的安排，正式组织逐步承担了大家庭有关老年人的传统职责，这些变化拆散了大家庭，导致了老年人家庭地位的下降，所有家庭都面临着由发展而引起的外部压力……家庭如何关心和支持对其老年人的照料问题，这无论对发达国家还是发展中国家，都有极其重要的意义。"（梅祖培，1983）

随着家庭规模的缩小、工业化和城镇化的快速推进，老年人的居住安排也发生了很大变化，这些变化使传统家庭对老年人的照料功能逐渐弱化。王磊（2024）、胡湛等（2022）从家庭凝聚力的角度提出，中国社会向市场经济转型日益深入，功利主义文化和个人本位价值观也在扩大其影响。在这种影响下，亲子两代人之间在价值与文化方面产生代沟，导致他们对"母家庭"的疏离。由于时代的变迁和人口的流动，"事亲"变成了一件遥不可及的事情。

随着互联网的普及，亲代与子代的关系出现了一些转变。陆杰华和韦晓丹（2021）提出，数字鸿沟由浅及深呈现三种不同的类型，分别为接入沟、使用沟和知识沟。老年群体容易跨越第一道数字鸿沟，但很难跨越第二道数字鸿沟和第三道数字鸿沟。特别是疫情之后，在线支付、在线打车、在线问诊等一系列服务方式越来越普及，对老年人生活造成了不小的挑战。在这种情况下，家庭成员对老年人的支持和帮助就变得尤为重要。有研究显示，线上平台软件增加了子女与父母沟通的频率，子女越来越多地介入老年人的日常消费（田丰等，2022）。在本研究中，以在线支付为例，很多老年人存在不了解如何绑定银行卡、不敢绑定银行卡、不会扫码等问题，因此，支付宝和微信相继开发了针对老年人和儿童的亲情卡绑定技术。本章以老年人日常生活中最常使用的在线支付为例，探讨数字技术引入与家庭结构、家庭关系的转型过程。在核心概念上，本章提出"虚拟家庭"概念，意指通过互联网构建的、跨越时空的虚拟家庭空间。在这一空间中，传统的家庭联系纽带得以维系，子女通过网络平台提供的工具承担起为父母生活提供支持的责任。

一 亲情卡数字技术诞生的背景

早在 2003 年，淘宝网为了解决电商交易中的信任难题就推出了支付宝业务，以第三方托管的形式首创担保交易模式，淘宝电商平台由此发展起来。2010 年，中国人民银行施行《非金融机构支付服务管理办法》（以下简称《办法》），开始向符合《办法》的第三方机构颁发支付业务许可证。这一制度设计通过牌照制度设立准入门槛，客观上为支付宝、财付通（微信支付）等首批获得牌照的先行者创造了市场优势。同时，早在"十二五"期间，电子支付的发展就被纳入国家战略层面，获得了有利的制度环境，发展电子支付、信用支付（第三方支付）也被明确为国家推动信息化与工业化深度融合的重要措施。①

在此之后，随着移动互联网的兴起、移动上网设备的普及，移动支付、线下移动支付的需求迅速攀升。2010 年，支付宝在国内率先推出二维码技术方案，并广泛与线下商户开展合作，以地毯式推广的方式推动日常支付环境的数字化改造，迅速抢占了市场。2014 年春节期间，微信红包的推出让市场格局发生了剧变。通过微信红包这一本土化的产品策略，微信支付

---

① 《关于加快推进信息化与工业化深度融合的若干意见》，https://www.miit.gov.cn/datainfo/fgk/gytxyxxhfg/bmgzhzcwj/art/2020/art_e50e2f5bbf06419a97c0dfa2389a1a55.html。

迅速占领了庞大的用户市场。凭借先发优势和平台优势，当前我国电子支付市场已然形成了以支付宝和微信支付两大第三方支付平台为主导的双寡头垄断格局。同时，支付宝和微信又都致力于成为"超级应用"，构建"多合一的应用程序"（all in one app）或"应用程序的嵌套结构"（apps within an app），力图通过支付系统实现社交网络、资产管理、文娱服务及公共事务等多元场景的有机串联，形成覆盖全生活维度的数字解决方案（李荣誉、刘子曦，2024）。由此，数字支付平台的演化已超越单一金融工具属性，深度融入日常生活，成为重塑移动生活形态的关键载体，被视为"数字支付平台的基础设施化"（Plantin & Seta，2019）。

国家战略一直都是我国电子支付发展的强大驱动力，电子支付的蓬勃发展不仅在金融普惠方面发挥了重要作用，而且始终与"互联网+""数字中国"等国家目标高度契合。然而，政策支持并非无条件的。随着支付市场规模的扩大，近年来，中国人民银行通过备付金集中存管、断直连等政策强化监管，在力求防范系统性金融风险的同时努力确保支付数据的国家管控，并于2024年出台了《非银行支付机构监督管理条例实施细则》，进一步推动行业的规范化发展。这种包容与监管的动态平衡，表明了国家将第三方支付平台纳入国家治理框架的努力，其背后指向的是电子支付平台产生的庞大用户数据的数据安全问题以及电子支付的公共服务属性（高奇琦，2023）。

从过程来看，支付宝和微信支付的双寡头垄断格局由技术创新、国家战略、平台扩张、用户需求等多层面因素共同塑造。在技术的路线上，无论是网盾验证向简易手机号验证的转变，还是二维码技术在与NFC技术的较量中胜出，都体现出在技术选择上对便携易用的追求程度要高于对安全性的追求程度。从结果来看，在发展的主题下电子支付高歌猛进，日常支付环境发生变化，超级应用使以支付宝、微信支付为代表的电子支付平台成为数字社会的基础设施。

总之，电子支付的发展历程经历了从最初由第三方平台以"信用中介"和"虚拟账户"的形式起步，到成为推动经济发展的重要工具，再到如今趋向社会治理平台的身份转变。对于平台企业来说，在平台治理的层面上，国家才是主导，第三方支付平台仍需在参与平台治理的过程中，面向制度与民众持续证明自己的合法性（吕鹏等，2022）。而对于老龄用户来说，电子支付既是与时代接轨的重要接口，也是难以跨越的数字鸿沟。

二　如何理解技术与社会关系的重构： 支付宝亲情卡的功能

支付宝亲情卡及支付宝小荷包都是专门针对老年人、儿童等开设的副卡功能。按照支付宝的介绍，亲情卡是支付宝的代付功能，支付宝用户可在支付宝内赠送亲情卡给父母作消费使用，代付方可以设置亲情卡的每月消费额度上限，额度控制在 0.01~3000 元，每月自动延续。当父母、子女使用亲情卡消费时，消费资金将自动从代付方的支付账户扣除。通俗来说，亲情卡相当于一个家庭账户，绑卡人用个人账户帮助家属买单，开发者设计这种功能的初衷为免去转账提现的手续，方便家人消费。

关于支付宝亲情卡的缘起，课题组专门访问了支付宝亲情卡的开发者，开发目标如下。

> 支付宝本身就是办理在线支付业务。在日常业务中，我们本身有客服渠道，用户遇到问题时会联系客服。当发生在线支付时，老年人需要绑定银行卡。在三、四线城市，很多老年人是没有办法绑定银行卡的，所以那个时候他们使用支付宝不是那么方便。现在移动支付已经普及，无论是在三、四线城市还是在一线城市生活，他们都有非常强的支付需求。但是，在绑定银行卡的时候，老年人操作没有年轻人方便，会遇到困难。我们的思路是，把这种责任先揽到我们这边，由我们帮助老年人解决至少是我们产品视野之内的这些问题，而不是交给他们的子女。因为现实条件并不能满足他们的需求，子女上班，甚至在外地，或者有些没有子女，这些问题是需要我们关注的。所以，我们不是简单地提升他们的支付能力，既然服务了这么多人，我们也有职责和义务去关心他们。（"支付宝亲情卡"项目负责人 M 经理，2020 年 9 月）

我们从访谈资料中发现，企业或市场有相当强的敏锐性。当老年人的个体需求汇集成庞大的群体需求时，技术改革的需求就产生了。技术创新既基于支付宝产品本身，维持支付宝本身的在线支付属性，又通过技术改变主体关系，将支付的主体转换成子女。一方面，技术的迭代更新满足了老年人的在线支付需求；另一方面，由子女通过支付信息判定支付风险，减轻了老年人支付的心理负担。

> 老年人在实际使用过程中会碰到欺诈或者其他一些问题，子女有能力帮他们判断这件事情是不是处于一种合理的状态。亲情卡可以帮助老年人更好地识别诈骗行为，注入这种家庭守护的场景。我们在探索有没有可能通过亲情联结帮助老年人更好地在支付这个场景中解决一些问题。（"支付宝亲情卡"项目负责人 M 经理，2020 年 9 月）

基于 M 经理的描述，亲情卡技术实际上重构了家庭关系。如前所述，随着城市化、个体化趋势的演进，无论是在空间距离上，还是在时间距离上，老年家庭与子女家庭都存在一定的割裂。支付宝亲情卡技术在某种程度上是重新建立一种基于技术的正式联系，它不需要亲代和子代进行额外的沟通，通过绑定子女的银行卡，老年人潜在地与子女重新建立了联系。在经济支持上，子女在一定程度上承担了老年人的日常生活开支，履行了对老年人的赡养责任；在精神支持上，老年人对在线支付存在畏难情绪，技术赋予子女监督的责任，在一定程度上降低了老年人的试错成本，减轻了老年人的心理负担。

Morgan（2011）在《重新思考家庭》（*Rethinking Family Practice*）一书中提出了一个有趣的概念，即"做家庭"，我们可以把数字家庭看作一个"做"的过程。随着亲情卡技术的引入，家庭的边界和功能潜移默化地发生变化，不在场的家庭承担了老年人的消费和风险。Lim（2016）也将家庭内部交流描述为一个"做家庭"的过程。在这一过程中，家庭关系通过技术的中介不断被创造、维持、再创造和重新定义。从这个角度来看，数字化技术本身并不复杂，更重要的意义在于其对家庭或社会关系的重新改造。

三　亲情卡支付背后的社会意义

（一）亲情卡支付作为一种馈赠的代际交换方式

实际上，当父母的支付宝绑定了子女的亲情卡之后，父母在线支付的资金通常来源于子女的储蓄卡或信用卡。那么，在父母与子女已经分家的情况下，父母是不是需要归还子女亲情卡支付的金额？换句话说，已经分开的家庭，在财务上是不是需要明算账？

关于这个问题，我们访谈了一名使用信用卡为父母绑定支付的女性。

> 去年我给妈妈开了亲情卡，她在线支付一直用的是亲情卡，她可能不知道自己花了多少钱，但她会问要不要把钱转给我，我说不用。今年过年的时候，她通过发红包的方式转给我一些。我们家有一个习惯，就是过年的时候发红包，一般就是 600 元、800 元这种比较吉利的数字。今年因为知道我给她开了亲情卡，她默默地给我发了 1800 元的红包，比往年多了 1000 元。我觉得，开了这个卡，她会有意识地多给我一些红包。实际花销可能比红包多很多，但是没想过和父母算得那么清楚。我上初中的时候，父母果断买了一套房子，如果没有这套房子，那么我每个月得交几千元房租。（上海宝山访谈李女士，2023 年 9 月）

泽利泽（2021）在《金钱的社会意义》一书中谈道，现代的物品或者资金流动有很多类型，而不仅仅是单一的商品市场交换。礼物构成了一系列区别于报酬或者权益的流动，而呼应一系列不同社会关系的礼物是标志赠收双方亲密无间和相对平等的赠予。为了保持这种关系，除了理解和感激，礼物并不需要即时的回报。此外，给弱势一方的礼物，会变成一种馈赠；而给强势一方的礼物，会变成一种进献。礼物必须在性质和价值上与双方的关系相适应，要能够体现赠予者与受赠者之间的亲密和平等。好的礼物带有赠予者的特质，也能明显看出来是为特定的受赠者准备的。然而，挑选礼物之所以会成为一项复杂艰难的任务，是因为礼物不仅会反映社会关系，而且会重新定义社会关系。

费孝通（1983）于 20 世纪 80 年代初就代际关系问题提出一个反馈模式论，其总体看法是：西方人的代际关系属于"接力模式"，即每一代都抚育下一代，而下一代成年后不赡养年老的上一代；中国人的代际关系属于"反馈模式"，即每一代都抚育下一代，而下一代成年后再赡养年老的上一代。在过去几十年中，中国社会经历了飞速的市场化、个体化过程，亲代和子代的关系与传统社会存在很大差异。本研究重点关注技术如何嵌入或者影响两代人之间的关系。通过案例访谈，本研究发现，实际上两代人之间的反馈基础并没有动摇，亲情卡技术为子代提供了一个新的"事亲"渠道。通过这个渠道，子代潜移默化地参与父母的生活，给父母带来一种安全感和稳定感。同时，父母会通过"礼物""红包"等方式回赠子女，这种红包回赠并不等同于一般的对等现金偿还，而是带着一种感情色彩，体现了父母对子女照管生活的感激，也反映了父母在一定程度上为大家庭做贡献的愿望。

（二）亲情卡支付作为一种照看和关怀的工具

亲情卡除了具有支付功能，与其他支付宝的功能类似，父母的每一笔在线消费都会分享到子女的终端。从子女的角度来说，这种安排的好处在于可以全方位地了解父母的生活轨迹。

> 如果他的单笔花销超过四位数了，那么我肯定会去看，我会怀疑他是不是被骗了。但如果是小额的，或者一看就知道那些是商贩，是很正常的，我就觉得没关系，很安心。（上海宝山访谈李女士，2023年9月）

从这个访谈中，我们看到通过亲情卡支付提供的即时消费信息，子女可以第一时间了解父母的支付情况，针对有疑问的账单或者对身体有危害的产品进行干预。亲情卡的价值不仅在于其支付功能，更重要的是将父母的消费行为与子女的照看行为联系在一起，父母不需要主动告诉子女自己的消费情况，通过系统留痕，子女自然而然可以获得父母的出行、餐饮等消费记录，也就了解了父母的日常生活起居等信息。从这个意义上讲，亲情卡给予子女时时关注父母信息的机会。

同时，这种照看行为不是单向的，子女可以即时收到父母的支付信息，父母也可以即时查看子女的支付信息。实际上，每条支付信息背后都隐藏了个人独特的轨迹和故事。正如"支付宝亲情卡"项目负责人所说，"子女发现他的家人每天早上什么时候去买了什么东西，他会觉得在某种程度上能够更好地了解他父母亲的生活状况"。一位受访者谈道："我发现今天支出了一笔医疗费，我就知道母亲去医院了，当晚就给她打电话问'因为什么原因去医院了，严重不严重'。这样，我也通过被动的方式了解了父母亲的生活状态，以一种隐性的方式关注他们的生活。"

而子女也会有意通过亲情卡向父母传递一些他们关心的信息。有学者描述中国的代际关系呈现"恩往下流"的状态，父母对子辈的关怀远超过子辈对父母的关怀。所以，通过亲情卡这个渠道，父母可以间接地了解子女每天的生活起居轨迹。以本研究访问的一位年轻男士为例，父母特别关心他每天是否正常吃饭，于是他通过亲情卡间接向父母传递吃饭的信息。

> 有时候，我看我儿子中午 11 点半或 12 点是不是去食堂吃饭了，特意看看他吃饭花了多少钱。比如，有一次他刷的钱特别少，吃一次午饭才花了 10 多元，我就问他为啥刷得少。我儿子说他们天天吃好吃的，偶尔需要调整一下生活，不能总吃好的。（访谈妈妈：青岛北区刘女士，2023 年 8 月）

> 吃饭使用支付宝的频率是每天最高的，所以说把这一类放进支付宝小荷包（相当于亲情卡）里，你也不用再想这一笔钱应该用哪个软件付款，只要吃饭时打开支付宝小荷包付款就行。另外，还有一个重要的目的是，我想让母亲看到我买了啥、吃了啥，让她能放心。同时，我也希望母亲能常使用支付宝小荷包，我每次吃饭都用它，频率这么高，不用让她觉得我是在监视她、限制她。（访谈儿子：青岛北区刘女士，2023 年 8 月）

通过上述访谈，本研究发现，技术不是冰冷的，它背后隐藏着亲情卡绑定者和被绑定者双方的关心与爱，子女希望通过亲情卡了解父母的生活起居、健康状况，以给予及时的帮助和慰藉；而父母在熟稔这一工具之后，也会通过其了解子女的动态，关心子女吃饭、出行等健康、安全问题。实际上，现在都市生活的节奏非常快，子女与父母保持频繁沟通的概率非常低。2020 年，课题组分析老年调查数据发现，子女每周与父母保持联系的不足 10%，每月与父母打电话联系的也仅为 64%。从父母的角度来看，他们更希望了解子女的动态。本研究发现，亲情卡的意义远远超过了支付本身，它更多的时候扮演了一种"信息纽带"的角色，即时信息既满足了子女关心父母的需求，也满足了父母关心子女的需求。在需要时，子女和父母都能及时响应，这是亲情卡最有价值之处。

（三）亲情卡支付构建了一种家庭内部的消费观

在访谈过程中，本研究发现，老年人对抖音的依赖性非常强。随之而来的是，老年人的部分消费也从门户网站转移到抖音直播间。两位年轻受访者不约而同地对抖音向老年人推销产品提出了担忧。

> 有一次我妈买了一个筋膜枪，花了 2000 多元，我翻亲情卡账单的时候翻到了。我妈有静脉血栓，这种症状不适合用筋膜枪。后来我才知道，她是看抖音推荐的，她现在买东西都不上淘宝了。（抖音）人家跟她说这筋膜枪弄了腿能细，有肌肉。我说你都不考虑自己有静脉血栓，就这么买了。（上海被访者刘女士，2023 年 9 月）

> 我刚开始买的倒不贵，几十块钱。后来，买了一块砭石花了 200 多元，也不是很贵。但是我最后看到一个博主推销那种带电的艾灸，觉得在店里也挺好，挺方便，可以坐上面。博主说线下店里也有，店里是五六千元，也有一万多元的。我看大博主说挺好，也有艾灸插进去，通上电以后，可以通血管，治疗效果也挺好的。那是我花钱最多的一次，花了 3800 多元。（青岛被访者李女士，2023 年 7 月）

通过这两个案例，我们发现，随着网络社会的发展，人们的消费方式和消费行为在发生变化。以在线消费为例，第一阶段，人们在线消费主要通过门户网站，如京东、淘宝、苏宁易购、国美等平台；第二阶段，人们开始使用各类 App 进行消费；第三阶段，抖音、小红书等新的传播方式重构了人们的消费模式，满足了人们的娱乐需求。第三阶段在线消费的创新之处在于，抖音、小红书等平台博主会以现场体验的方式，向在线观看者传达产品的使用感受，观看者即便没有在现场，也可以借由博主的使用体验，间接感受产品的价值。这种消费方式对青少年和老年群体具有强烈的吸引力，老年群体退休之后有大量的闲暇时间，"刷抖音"成为很多老年人的日常。因此，抖音购物成为当下老年人消费的一个重要途径。

基于这种平台非理性消费问题，子女对老年人的体验式消费存在强烈的担忧。在这种背景下，亲情卡承载了价值观疏导的功能。通过一位受访者的叙述，本研究了解到，在支付宝小荷包中，家庭参与者可以设置各种

标记，如吃饭钱包、水电钱包、化妆品钱包、旅游钱包等，最多可以设置
10个专属钱包。针对每个钱包，使用者都可以设置每笔支付的上限和下限，
从技术上规避了老年人在某一类用途上过度消费的风险。

当然，技术本身是刚性的，如果老年人不接受技术规则，那么他们可
以通过其他方式消费（伍麟、朱搏雨，2022）。因此，如何塑造老年人的价
值观是老年人子女思考的问题。一位访谈者提出，亲情卡构建了一种家庭
内部的消费规矩。下面这个案例中的家庭成员定期向支付宝小荷包存入一
定的现金，在既有的家庭账户内，按照约定的用途进行消费。母亲存钱主
要用于家庭日常开支，父亲主要存钱用于水电费，子女存钱主要用于餐费。
家庭账户赋予每笔钱一定的意义和价值。这样，支付宝小荷包重新构建了
一种新的家庭资金使用规范，约束家庭中每个成员的消费行为。

> 在设置了支付宝小荷包之后，我让妈妈每月提前存进去差不多
> 1000元，如果花超了，就再往里存一点；如果她不想让我看到她花什
> 么钱了，她就用自己的现金，但是现金的话，现在用的也挺少了，因
> 为很多店铺找不开，比较麻烦，就给她几个硬币，她现在也不怎么喜欢
> 用现金了。[青岛北区支付宝小荷包使用者（访谈儿子），2022年7月]

> 我老公比较节俭，我们家就我花钱比较多。反正就是买买买，需
> 要的、不需要的都往家买，有时候买多了也不知道，也不会算，看抖
> 音觉得挺好就买点儿。我儿子让我用支付宝小荷包就是一个想法：先
> 存钱再去买东西。我现在也争取在用。[青岛北区支付宝小荷包使用者
> （访谈妈妈），2022年7月]

四　亲情卡支付与家庭权力关系倒置

（一）技术嵌入与家庭权力关系倒置

前文提及亲情卡赋予子女监督父母消费的功能，从积极的维度探讨了
支付宝亲情卡的意义和价值。实际上，在亲情卡支付过程中，本研究也发
现了家庭权力关系倒置产生的问题。

在传统父权社会下，"尊尊"和"亲亲"是中国两种重要的道德观念。其中，"尊尊"主要是指尊敬长辈、尊重权威，强调个人对长辈、上级或者有较高地位的人的尊敬，以及对社会规则和传统价值观的固守。到互联网社会，家庭代际权力关系发生了深刻变化。社会学家周晓虹（2015）提出"文化反哺"概念，意指在急速的文化变迁时代，年长一代向年轻一代进行广泛的文化吸收，这颠覆了传统的代际关系和权力结构，将原本的教化者与被教化者关系颠倒过来，形成了年轻一代向年长一代传授知识、技能和价值观的现象。

在访谈过程中，本研究发现，一方面，子女希望借由亲情卡更加细致地照料父母的生活；另一方面，子女在按照自身价值偏好约束老年人网上消费的过程中，会不可避免地与老年人发生冲突。在亲情卡技术背后，实际上嵌入的是一种新型的权力关系。子女通过设置消费额度、监督消费行为等方式，将家庭线上消费选择的权限从老年人手中收回到自己手中。

> 亲情卡不同于我直接转账给家人。直接转账给家人的话，家人怎么去用，确实在某种程度上是没有必要告诉转账的那个用户，因为那笔钱已经完全给他了。但是，现在对于老年人来说，他每一笔支付都是实时扣赠卡方的钱，等于代扣。所以，他每一笔支付我们都要通知赠卡人，这个在法律上是需要明确说的。否则，不告诉赠卡方，相当于他的卡或者零钱里面突然少了一笔钱，他会很困惑。我们考虑的是，在程序里尝试给用户双向确认的权限。比如，他买东西，具体买的是哪个店铺，或者买了哪些商品，在这里面不体现。但是，付钱是一种消费行为，这件事情在某种程度上还是需要赠卡人知道。（"支付宝亲情卡"项目负责人 M 经理，2023 年 7 月）

（二）老年人弹性消费的策略

在家庭权力关系倒置的情况下，老年人的博弈空间非常小。表面上，老年人在子女授权下，可以任意购买符合自身偏好的产品，但子女会对老年人的消费行为进行甄别和选择，对老年人过度消费的产品或服务，子女会提出疑问。实际上，不同年龄、性别、阶层的老年人都有自己独特的偏好（赵一凡、赵玉峰，2023；吴敏、熊鹰，2023）。这些偏好随着时间的推移（如退休）会发生变化，老年人也希望维护自身的主体性及隐私需求，但是现在从安全方面考量，亲情卡程序的设定不能给予老年人这样的权限。在访谈过程中，本研究发现，老年人会用一些弹性的方式处理自己的消费行为。比如，前文提到的上海案例和青岛案例，两位老年人在熟悉了亲情卡的规则之后，都不约而同地选择性规避亲情卡的使用。

> 店铺里面有一个筋膜枪，那我肯定觉得不行了，就去问她（妈妈），然后她说为什么你知道我买了筋膜枪，我说我看到了，那时她才意识到她的消费记录是会被我看到的。自此之后，她付钱就很谨慎，但凡可能被我说的，她就不用亲情卡支付了，我觉得她想保护自己的隐私。（上海老年人子女被访者，2023 年 9 月）

> 我妈妈绑定了我的银行卡，她每笔支出我都能看到。之前，她老买十字绣之类的东西，花了很多钱，我就说了她一下。后来，她不想让我知道她买了啥，就通过其他的方式购买。比如，把现金给我二姨，让二姨代买，这样她花了多少钱我就不知道了。（成都老年人子女被访者，2021 年 9 月）

在老年人和子女使用亲情卡过程中，支付权最后集中在子女手中。子女绑定的亲情卡支付类似一种馈赠，老年人依靠看不见的钱完成购买行为，而背后的使用规则通常由子女把握。在老年人执意购买一件商品而子女又不同意的情况下，老年人通常会使用"欺骗""交换"等策略换取子女的同意。上文中访谈的老年人都会通过现金支付规避子女的查账单行为。在不得不求助子女的情况下，老年人会使用"感情牌"或者代际互惠策略劝说子女同意。

> 他（儿子）四年级的时候我就给他买电脑，在当时算买得很早了。买了电脑以后，他嫌家里电脑没有网吧速度快，我就花钱给他升级，之后又断断续续买了很多电子产品。现在轮到他支持我了。我说："这忙你得帮我吧，你现在要有孩子了，我还能给你看两天孩子吧。"虽然刚开始他不愿意帮我买，但后来还是给我买了。找正规的翻译社，扫

描，充值花了 200 元，做 KVC 的认证花了 500 元，一会儿就弄完了。（成都退休老人访谈，2021 年 6 月）

泽利泽在研究 20 世纪初期美国家庭关系时，也探讨了类似的问题。20世纪的美国家庭，妻子处于附属地位，如果妻子希望额外拿到一些现金，那么需要使用各种说服技巧，如请求、哄骗等。

> 格雷夫人，结婚 20 年，已经当了祖母，却还是没有属于自己的钱，人们说她发展出一整套欺骗和欺诈其丈夫的系统性方案。在她想拿点钱帮助一户贫困家庭买个炉子、帮助一些生病或挨饿的人付房租的时候，她会告诉她的丈夫家里的面粉用光了或者糖快用完了，然后拿到需要用到的这笔钱。（泽利泽，2021）

在研究亲情卡背后的家庭权力关系中，本研究发现了类似的逻辑。在互联网社会中，子女掌握了技术制定权和话语主导权，在家庭权力关系建构中，子女的权力自然而然地超越了老年人。当老年人将唯一支付渠道绑定于子女银行卡时，其实际上让渡了一部分个人的隐私和权力。根据前面的案例，当老年人希望按照自身的偏好购买一些产品和服务时，需要通过一系列策略获得子女的认可。这其中反映了一个深刻的现实问题，即如何尊重与理解老年人的主体性和价值观。从技术设计者的角度来看，是否需要给予老年人一定的隐私空间，让老年人决定如何使用支付；从子女的角度来看，老年人的消费价值观与子女并不相同，基于个人的经历和体验，老年人有自己的判断标准。因此，子女让渡一些空间，让老年人独立选择消费产品和服务，可以给老年人带来更大的满足感。

五 总结与讨论

养老既是每个家庭都会面临的私领域问题，又是涉及公领域的社会难题。家庭作为中国人的一种情感联结，有着特殊意义，可被视为个体与社会、社会与国家的交互中介。在传统家庭养老模式下，"家"作为制度化的生存空间，成为居家养老的照护场所；在技术嵌入背景下，技术作为一种工具嵌入，"家"的内涵有所变化，家的传统生活边界被打破。在某种程度上，"家"可以作为一种社会生产空间对家庭成员之间的关系进行重构，与养老服务相关的各种主体及资源——如智能穿戴设备、数据信息资源、社区企业组织、护理员等——都可以参与家庭养老服务生产过程。本章以支付宝亲情卡为例，探讨了支付宝亲情卡对家庭关系及权力结构的构建过程。

首先，关注技术本身。支付宝亲情卡技术具有一定的本体性价值。从技术设计角度来看，亲情卡在一定程度上承担了子女的部分责任，老年人通过亲情卡支付，技术增加了老年人与子女之间的情感联结。

其次，绑定亲情卡的家庭与没有绑定亲情卡的家庭在内部权力关系、代际关系方面存在很大不同，技术重构了权力关系的边界和方向。在没有绑定亲情卡的家庭中，老年人作为独立的主体，自身具有全部的支付权限；而在绑定亲情卡的家庭中，老年人的支付权限受限于子女赋予其支付的额度和范围。

最后，在技术与社会关系的构建上，本研究发现，不同的家庭在使用亲情卡过程中，赋予其不同的意义和价值。从积极的角度来看，一部分子代家庭将亲情卡作为代际交换或馈赠的方式，不求老年人偿还和回报；一部分子代家庭将亲情卡作为照料和关怀老年人的可视化工具，通过老年人的消费行为，知晓老年人的动态，对老年人给予及时的帮助和关怀；还有一部分子代家庭利用亲情卡构建出一种新的家庭规范，通过规定家庭成员的储蓄额度、支付类别等，构建一种家庭内部的消费价值观。技术在不同的家庭作为不同的工具进行使用，反映了技术与社会的密切嵌入关系。技术并不是静态的，而是会随着技术使用者的变化而变化。

此外，本研究还发现，技术具有刚性特征，导致权力倒置现象的出现。技术的设计者和管理者在某种程度上达成了共识，即亲情卡使用者作为附属使用者，需要将所有的消费信息呈现给主卡的所有者，这在无形中低估或弱化了老年人对自己隐私的关注，导致老年人被动接受子女的监督。实际上，老年人作为独立的主体，在任何情况下，都有独立、自主、保护隐私等需求。现有的技术设计追求实用性，忽略了老年人的精神追求。

从未来技术发展对家庭关系和功能的影响来看，技术嵌入智慧养老服务需要思考以下问题。

一是老龄化与数字技术之间相生相斥的张力。贾玉娇和王丛（2020）

从技术的结构二重性视角思考人口老化与技术变迁之间的张力。由技术、制度、组织等构建的外部环境既对老年人形成结构性制约，又可以增强老年人的能动性。工业技术发展使家庭空间发生断裂，一方面，人口流动与迁移打破了传统的家庭结构，家庭不再作为单纯的生存空间；另一方面，家庭内部数字化程度的差异，在一定程度上改变了传统家庭关系，技术快速变迁加剧了老年人与社会的断裂，固化了老年人的弱势地位，老年人被排斥在数字化技术之外。贾玉娇和王丛（2020）明确提出："在老年人与新技术互动机制不变的前提下，老龄化程度越深，互联网、智能化、数字化等信息化技术发展越快，二者的对立关系越强。"而随着技术的不断融合发展，人口结构的变化给国家治理提出了难题，老龄化的到来使技术适老化成为必然趋势。

二是老年人数字赋能和数字控制的二元性矛盾。在理论和价值预设上，技术的嵌入应该为老年人赋能，智慧居家养老强调把老年人当成积极的行为主体，让老年人有权参与养老服务决策与管理。根据阿马蒂亚·森的可行能力分析框架，外部资源的可及性及由此产生的个体能力差异会影响其社会参与（森，2002）。那么，在现有外在资源的不平等条件下老年人如何自主作出决策？另外，老年人自己决定需要的养老服务方式，意味着个人要承担更大的责任，这在某种程度上减少了国家和社会的责任，增加了老年人的负担。正如我们不能预设老年人是被服务的对象一样，我们也不能预设老年人有完全自主的服务选择与判断能力。在实践中，技术作为中介影响老年人与社会之间的互动，形成了关系网。家庭成员中，年轻人（包括正式的、非正式的照顾者）和专家成为权力主体，老年人的需求与资源供给被类型化、指标化、技术化，老年人被构建成被服务者、非生产者，成为被表达、被构建、被技术化的对象。从这个意义讲，老年人对自身需求的表达是去自主化的，被技术呈现的数据信息支配和决定。技术嵌入的初衷是在一定程度上弥补老年人可行能力的缺陷，实现老年人增能，从单向的服务变成双向的互动。但是由于设备适老化建设不完善、信息化平台建设水平不高、法治伦理建设不到位，老年人容易陷入被技术控制的风险。因此，我们要在理论上和实践上明晰，数字化养老服务到底是提升了老年人的可行能力，还是导致权力关系倒置现象的出现，使老年人被客体化、被技术控制与支配。

第九章
数字技术与老年人生活
方式的转变

当经济增长使人们的物质生活需求获得满足时，人们会产生或增加对无形产品（服务和精神生活）的追求，这便是人们生活质量提升的过程。罗斯托在《政治与增长阶段》一书中提出，人类社会发展可顺次经过六个阶段，即"传统社会阶段"、"为起飞准备前提的阶段"、"起飞阶段"、"成熟阶段"、"高额群众消费阶段"和"对生活质量的追求"阶段，其中"对生活质量的追求"阶段是最高阶段（Rostow，1971）。在过去30年中，中国坚持以经济建设为中心，人们的生活被置于次要位置。党的十九大之后，"人民日益增长的美好生活需要"被提到重要的战略位置。这说明，中国社会已步入对个体生活质量追求的新阶段。

技术变革是影响生活质量的一个重要因素。进入21世纪后，互联网的出现使信息在全球范围内流动成为可能，从而形成一股新的技术变革力量。罗斯托的"起飞理论"虽关注到技术变革与国民经济主导部门之间的联系，但对国民生活质量的研究不足。技术变革最终会引发人们生活方式的变迁。麦肯锡全球研究院在《中国的数字化转型：互联网对生产力与增长的影响》中提到"一场数字革命正在中国风起云涌……互联网正在从根本上重构中国人的生活方式"。[1] 在互联网社会中，老年群体必然会被裹挟到这一潮流

---

[1]　麦肯锡全球研究院：《中国的数字化转型：互联网对生产力与增长的影响》，https://www.mckinsey.com.cn/wp-content/uploads/2014/08/CN-MGI-China-ES.pdf。

中。在老龄化程度逐步加深的背景下，探讨技术变革与老龄人口问题就显得尤为必要。

互联网对老年人生活既有微观个体层面的影响，又有宏观社会制度层面的影响。在微观个体层面，移动互联网的出现，打破了既有的时空边界，血缘、地缘、业缘关系不再是社会交往依赖的全部基础。那么，因工业化冲击而式微的家庭代际关系、社会关系在互联网社会中如何重塑？互联网究竟是提高了还是降低了老年人的生活质量？有学者已经关注到互联网发展引发的生活变革。王迪、王汉生（2016）认为，互联网的积极意义在于社交强化效应，对于传统老年人来说，线上交往与线下交往群体多数重合，线上交往强化了既有的社会关系形态。McKenna 等（2002）则提出了社交补偿效应（Social Compensation Effect），他认为互联网为现实生活中不善于社会交往的个体提供了一种可以胜任的社交环境，互联网的匿名性减少了个体在网络交往中被拒绝的担忧，从而有助于个体在网络中建立人际关系。当然，也有学者提出反对意见，认为互联网引发了时间置换效应，即互联网的使用会占用个人时间，从而减少与他人面对面交流的时间，而面对面的人际交流在传统家庭、社会关系中不可替代（黄荣贵、桂勇，2009）。

在宏观社会制度层面，互联网对老年群体公共服务可及性产生了深刻影响。江小涓（2017）高度评价了互联网给传统服务业带来的变革，"以医疗服务为例，保健服务商提供可穿戴式健康监测设备，相关数据由数据库自动分析，发现问题向消费者提示，消费者可以远程诊治，也可以预约就诊，医生的药方自动上传，由医药企业配送到家"。全纳产业链重塑了商品和服务全过程，极大地提高了资源配置效率，降低了服务成本。在医疗、养老服务成本增加及劳动力严重不足的现代社会，这可能是破解后工业化时代服务业高成本难题的重要推力。

2016 年，中国社会科学院社会学研究所开展了"中国大城市老年人生活状况调查"，主要针对城市老年人互联网使用情况及其社会影响进行深入研究。调查采取多阶段分层随机抽样方式，涵盖北京、上海、天津、重庆、广州 5 个大城市，抽取样本 2231 个，调查对象主要为大城市 60 岁以上老年人口，同时匹配调查了部分子女信息。调查内容涵盖老年人的社会人口学特征、幸福感与健康状况、居住模式、经济来源和医疗保障等信息。本研究以此数据为基础，分析了网络社会中老年人互联网使用情况及其对家庭关系、社会参与、养老需求、医疗服务的影响，并结合 5 个大城市的调查案例，探讨了数字社会下老年人生活方式的转变。

一　大城市老年家庭移动互联网设备普及情况

城市公共服务水平的提升与互联网基础设施的完善有密切关系。城市互联网基础设施的完善提高了信息联通的速度，提升了公共服务的可及性。

课题组在全国 5 个大城市进行了分层抽样调查，其中，北京抽取社区 26 个，上海抽取社区 33 个，广州抽取社区 22 个，天津抽取社区 20 个，重庆抽取社区 24 个。5 个大城市的社区互联网基础设施建设情况如表 9-1 所示。为社区内"互联网+"提供服务的基础设施包括"光纤入户"、"4G 网络覆盖"、"社区公共计算机"和"社区免费 Wi-Fi"。根据统计结果，从光纤入户层面来看，上海、天津和广州做得很好，达到 100.00%；其次是北京和重庆，分别为 96.15% 和 95.83%。从 4G 网络覆盖层面来看，上海、天津和重庆的覆盖比例较高，均达 90.00% 以上；其次是北京和广州，超过80.00%。从社区公共计算机来看，重庆配有公共计算机的社区占 8.33%；其次是北京和上海，为 3.00% 以上；广州和天津公共计算机覆盖比例均为0。从社区免费 Wi-Fi 层面来看，广州的覆盖比例最高，为 4.54%；其他城市社区没有免费 Wi-Fi 覆盖。同时，在此次调查的社区中，尚没有社区符合智慧城市标准。

表 9-1　5 个大城市的社区互联网基础设施建设情况

单位：%，个

	北京	上海	广州	天津	重庆	均值
光纤入户	96.15	100.00	100.00	100.00	95.83	98.40
4G 网络覆盖	80.77	90.61	81.82	100.00	95.83	81.60
社区公共计算机	3.84	3.03	0.00	0.00	8.33	3.20
社区免费 Wi-Fi	0.00	0.00	4.54	0.00	0.00	0.80
抽样社区数量	26	33	22	20	24	—

注：表内数据采取了 PPS 抽样方法，样本总量为 3247。尽管各个地级市（初级抽样单位）分到的案例会变少，但抽样方案的设计使表内数据仍然具有较强的地区代表性。

资料来源：基于"大城市老年数据库"的社区层面数据和个体层面数据计算得到。

综上所述，我们从社区层面探讨了 5 个大城市的互联网基础设施建设情况。下面我们将从个体数据视角对 5 个大城市的互联网基础设施建设情况进行进一步比较分析。

首先，家庭是老年人接触互联网的重要中介。从家庭上网的硬件设施来看，北京、上海、广州、天津的互联网普及率较高，其中，上海的固定电话、计算机和智能手机持有比例较高，固定电话、计算机拥有率均为 89%，智能手机拥有率达到 98%。但上海家庭使用老年手机的比例较低，仅为 49%。北京的情况与上海相似，家庭互联网终端也是以固定电话、计算机和智能手机为主。在 5 个大城市中，重庆整体情况比其他 4 个城市差，固定电话拥有率仅为 44%，计算机拥有率仅为 66%。城市的经济发展水平会在一定程度上制约家庭的互联网可及性。5 个大城市相比，北京、上海、广州、天津家庭互联网终端普及率较高，仅重庆互联网终端普及率较低。其次，从市民网络化水平来看，5 个大城市的居民家中装有 Wi-Fi 的比例接近或达到 100%。从移动互联网客户端来看，除天津之外，其他城市手机可以上网的比例超过 50%，体现出 4G 网络覆盖对老年人手机上网的重要性。在家中可以上网的老年人比例也相对较高，其中，广州达到 94%，北京和上海接近或达到 90%，天津和重庆的比例较低。总体来说，大城市老年家庭的互联网普及率已经有了很大幅度的提高（见表 9-2）。

表 9-2　5 个大城市的智慧城市基础设施比较

单位：%

	北京	上海	广州	天津	重庆	均值
硬件设施						
固定电话	80	89	65	83	44	63
老年手机	44	49	65	56	60	52
智能手机	90	98	97	83	91	83
计算机	81	89	91	67	66	73
市民网络化水平						
家中装有 Wi-Fi	100	97	99	97	99	98
手机可以上网	66	51	60	42	53	55
家中可以上网	87	90	94	74	73	79

在为老服务设施方面，从日间照料中心的比例来看，上海最高，为9.09%；其次是北京，为7.69%；广州和天津较低，接近或达到5.00%；而重庆为0。在老年饭桌方面，北京"九养"政策公布以后，老年饭桌是非常重要的一项政策举措。北京覆盖比例最高，达到34.61；其次是天津，覆盖比例为20.00%；上海覆盖比例较低，仅为3.03%。在社区卫生服务中心方面，上海覆盖比例最高，达到85.15%；北京和重庆覆盖比例较高，均达70%以上；广州和天津覆盖比例略低，分别为63.63%和65.00%（如表9-3所示）。

表9-3　5个大城市的为老服务设施情况

单位：%

	北京	上海	广州	天津	重庆	均值
日间照料中心	7.69	9.09	4.54	5.00	0.00	5.60
老年饭桌	34.61	3.03	0.00	20.00	0.00	11.20
社区卫生服务中心	73.07	85.15	63.63	65.00	83.33	—

注：表内数据采取了PPS抽样方法，样本总量为2231。尽管各个地级市（初级抽样单位）分到的案例会变少，但抽样方案的设计使表内数据仍然具有较强的地区代表性。

资料来源：基于"大城市老年数据库"的社区层面数据和个体层面数据计算得到。

在生活便利设施方面，上海的优势较为明显。比如，代表了购物便捷性的"京东次日达"，以及购餐便利性的"饿了么"等O2O外卖网站，很大程度地方便了市民的生活，这两种便利服务进社区均达90%以上。天津的便利服务达到100.00%。其他几个城市比例稍低，但从总体上看，大城市的商业性便利服务覆盖范围较广。在家政服务公司方面，天津覆盖比例达到85.00%，其次是广州（68.18%），上海居中（54.55%），北京和重庆覆盖比例偏低。在各类便民服务（快递、代缴充值等）方面，北京和广州覆盖比例达90%以上；上海和天津覆盖比例居中；重庆覆盖比例偏低，为66.67%（见表9-4）。

表9-4　5个大城市的生活便利设施情况

单位：%

	北京	上海	广州	天津	重庆	均值
"京东次日达"（购物便捷性）	73.08	93.94	18.18	100.00	87.50	76.00
"饿了么"（购餐便利性）	76.92	100.00	18.18	100.00	66.67	74.40
家政服务公司	38.46	54.55	68.18	85.00	41.67	56.00

续表

	北京	上海	广州	天津	重庆	均值
各类便民服务（快递、代缴充值等）	96.15	78.79	90.91	80.00	66.67	82.40

注：表中呈现了 5 个大城市在社区层面建设智慧城市的生活便利设施状况，其中，北京抽取社区 26 个，上海抽取社区 33 个，广州抽取社区 22 个，天津抽取社区 20 个，重庆抽取社区 24 个。

综合社区调查数据来看，5 个大城市的互联网基础设施均表现出较高的覆盖比例，尤其是上海、重庆、天津的 4G 网络覆盖比例已达 90% 以上，广州部分社区内设有免费 Wi-Fi，互联网基础设施为家庭互联网的使用和普及奠定了良好的基础。在为老服务设施方面，上海的社区卫生服务中心和日间照料中心普及率高于其他几个城市。早在 2000 年初，上海就制定了非常详细的养老服务规划，依托社区，构建"9073"养老格局，建立日间照料中心、"长者照护之家"，在城市边缘地带建设社区睦邻点，基本做到了城乡养老服务全覆盖。从以上数据可以看出，上海的社区服务在 5 个大城市中做得最好。另外，我们还可以从数据中发现，北京的老年饭桌普及率最高，这与北京的居家养老服务政策出台密切相关。2009 年，北京市民政局、市残联出台《北京市市民居家养老（助残）服务（"九养"）办法》；2016年，北京市民政局、北京市财政局、北京市老龄工作委员会办公室印发《关于 2016 年开展养老助餐服务体系试点建设工作的通知》，老年饭桌是从供给方推进居家养老服务的重要举措。在生活便利设施方面，上海的商业性生活便捷服务程度较高，"京东次日达""饿了么"的服务普及率均在 90% 以上。总体来看，5 个大城市在基础设施硬件上差别不大。由于地方政策和养老服务市场发育程度存在差异，软性的社区服务还存在一定的差距。

二 哪些老年人更可能接触和使用互联网

20 世纪 90 年代，"数字鸿沟"概念开始被频繁用于美国社会。美国国家远程通信和信息管理局（National Telecommunications and Information Administration，2023）在其发布的报告《在网络中落伍：定义数字鸿沟》中指出：一方面，互联网开始向大众普及，年轻人、高学历和高收入者等通过使用信息技术获得了更高的收入及更好的就业机会；另一方面，那些不会使用计算机的高龄群体和因贫困无法获得信息工具的群体陷入一种较为困难的生活状态，从而出现一种新的社会不平等，即数字鸿沟。

根据英国《政府数字化战略报告》，目前，英国居民已有82%的人使用互联网。对于在线人口来说，具备一定的互联网技能和信息素养，或许可以很容易适应英国政府的数字化转型。但是，对于那些互联网技能和信息素养较低的人来说，这种数字化转型会对他们的日常生活带来极大的挑战。尤其是那些还没有接入互联网的人，很可能被排除在数字化服务之外。如前所述，在诸如美国这样的发达国家，超过半数65岁的人口使用互联网。2012年，英国内阁办公室进行了一项互联网使用调查，访谈了1298名成年人，其中，65岁以上人口在线率达到59%，但仍有41%的人口未接入互联网（Cabinet Office，2012）。

Kwong（2015）对中国香港地区老年人使用计算机和互联网的数字鸿沟进行研究，发现在2013年的数据中，65岁及以上老年人互联网使用率在美国达到59%，在澳大利亚达到46%，在英国达到42%，而中国香港地区只有18%。Kwong通过对老年人的质性访谈，将没有接受计算机技能培训的原因归为四类：首先，认为自己没有能力使用计算机；其次，无法在家中使用计算机；再次，担心会打扰其他人；最后，认为不能发现合适的学习平台。他认为，在中国香港地区，69%的老年人没有接受过教育或者只接受过小学教育，缺少数字技能和物质条件是两个最大的挑战。并且，Kwong发现，大部分老年互联网使用者的目的是浏览新闻和收发电子邮件，仅有11.3%的老年使用者通过互联网获得政府服务和设施预约。为此，面对越来越普遍的在线医疗预约和网上银行支付，老年人因不会使用计算机而感受到紧张和痛苦。为了缩小老年人的数字鸿沟，Kwong建议在通信设备中增加对老年人友好的应用，并在社区服务组织中增加对老年人的数字技能培训。

2024年3月22日，中国互联网络信息中心在北京发布第53次《中国互联网络发展状况统计报告》（以下简称《报告》）。《报告》显示，截至2023年12月，我国网民规模达到10.92亿人，互联网普及率达到77.5%。[①]根据"老年人互联网使用状况"调查数据，在老年上网人群中，日常使用

---

① 中国互联网络信息中心：《第53次中国互联网络发展状况统计报告》，https://www.cnnic.cn/NMediaFile/2024/0325/MAIN1711355296414FIQ9XKZV63.pdf。

语音或者文字聊天功能的占 90%，会使用视频聊天、微信群、朋友圈等功能的占 50% 以上。此外，互联网与社交网络对老年人生活的影响还体现在信息获取这一重要方面。在互联网开放的环境中，老年人信息获取意愿增强。老年人认为，在使用手机和社交网络过程中，获得的最大帮助就是拓宽了自己的知识和信息渠道，约占老年人总数的 69.4%。而且老年人信息获取渠道增多，近 80% 的老年人表示在网络上阅读新闻文章，可以增加获取信息的渠道。互联网与社交网络中的信息可以为老年人带来知识的增加，认为知识有所增加的老年人占 98.5%。超过 80% 的老年人通过社交网络学习生活常识，超过半数的老年人表明社交网络开阔了自己的视野。

2013 年，中国老年人上网普及率不到 6%。而到 2024 年，60 岁以上老年人的上网普及率达到 14.1%。11 年时间，中国老年人的上网普及率增加了 8.1 个百分点。① 本研究以大城市老年人为调查对象，从数据中可以发现，总体上大城市老年人使用互联网的比例已经超过 50%，这一比例趋近发达国家中城市老年人的上网比例。比较不同城市老年人的上网情况，北京老年人使用互联网的比例最高，达到 62.72%；其他大城市老年人使用互联网的比例在 50% 左右（见图 9-1）。其中，上海老年人使用互联网的比例偏低，这可能是抽样误差所致。上海抽样社区 33 个，是抽样最多的地区，其中，城市边缘社区所占比例较其他城市高，因此，老年群体差异更大。总体来说，大城市老年人的上网比例较高。

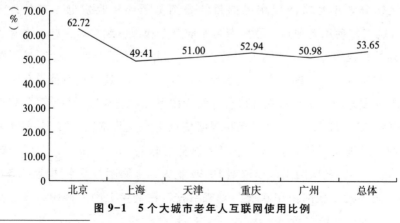

图 9-1　5 个大城市老年人互联网使用比例

---

① 中国互联网络信息中心：《第 55 次中国互联网络发展状况统计报告》，https://www.cnnic.cn/NMediaFile/2025/0313/MAIN17418452848150SDUMQZGSU.pdf。

为了识别哪些老年人更容易接触和使用互联网，本研究将使用互联网与不使用互联网的老年人分为两组，比较其特征差异。首先，在年龄结构上，使用互联网与不使用互联网的老年人存在显著差异。使用互联网的老年人平均年龄为 66 岁，而不使用互联网的老年人平均年龄为 75 岁，两类人群平均年龄相差 9 岁。在受教育年限上，60 岁以上老年人口使用互联网的平均受教育年限为 9.81 年，不使用互联网的平均受教育年限为 7.32 年，使用互联网的老年人比不使用互联网的老年人受教育年限长 2.49 年。在家庭收入上，使用互联网的老年人平均家庭收入为 104182 元，不使用互联网的老年人平均家庭收入为 92881 元，使用互联网的老年人家庭收入比不使用互联网的老年人家庭收入高出 11301 元。在产权住房上，使用互联网的老年人与不使用互联网的老年人也有差异，使用互联网的老年人产权住房比例为 81%，不使用互联网的老年人产权住房比例为 74%，两者相差 7 个百分点。此外，两类老年人在子女转移支付金额上也有差异。使用互联网的老年人子女每年转移支付金额为 5087 元，不使用互联网的老年人子女每年转移支付金额为 3418 元，使用互联网的老年人子女每年转移支付金额比不使用互联网的老年人子女每年转移支付金额高 1669 元。使用互联网的老年人与不使用互联网的老年人在拥有养老金上的差异不大（见表 9-5）。

表 9-5　老年人使用互联网的个体差异

	总体	使用互联网	不使用互联网
男性（%）	43	42	45
年龄（岁）	70	66	75
受教育年限（年）	8.66	9.81	7.32
家庭收入（元）	98935	104182	92881
家庭总支出（元）	58043	61988	53480
产权住房（%）	78	81	74
子女转移支付金额（元/年）	4298	5087	3418
拥有养老金（%）	53	53	54
样本量	2231	1197	1034

基于上述数据结果，本研究认为，我国大城市老年人在互联网使用上

存在数字鸿沟问题，年龄越小、受教育年限越长和家庭收入越高的老年人越有可能接触和使用互联网，而年龄越大、受教育年限越短、家庭收入越低的老年人越有可能被排斥在互联网使用之外。互联网作为一种技术工具，给城市老年人带来了各种生活上的便利，但是由于互联网技术的选择性，老年人出现了群聚效应。一部分老年人主动拥抱互联网技术，展现在他们面前的是一种全新的生活形态；另一部分老年人仍处于原有的社会空间，其生活被动地受到互联网影响。

那么，对于主动拥抱互联网的老年群体，他们上网的动机是什么？哪些因素促使他们主动使用互联网？在问卷设计中，我们将老年人使用互联网的动机分为六种，即找到老朋友、发现更好的机会、增加工作收入、扩大人际交往圈、学到新的知识技能、获得有用的信息。通过统计数据分析，老年人使用互联网在六种动机选择上与青年群体存在明显差异。其中，认为互联网帮助找到老朋友的占38.10%，认为互联网能使自身发现更好的机会的占15.41%，认为互联网可以扩大人际交往圈的占40.59%，认为使用互联网可以学到新的知识技能的占54.80%，认为使用互联网可以获得有用的信息的占73.25%，认为使用互联网可以增加工作收入的仅占7.10%（见图9-2）。从老年人使用互联网得到的收获对比来看，老年人使用互联网更多是基于获得有用信息、学到新的知识技能、扩大人际交往圈的需求，而通过使用互联网增加收入的比例非常低，尚不足10%。

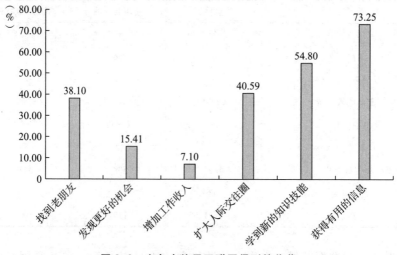

图9-2　老年人使用互联网得到的收获

三　互联网对大城市老年人生活的影响

1. 互联网对传统家庭关系的影响

由于子女外出工作、求学等各种原因，老年人与子女团聚的机会越来越少，亲情变淡是一种常见现象，也是经济社会发展至今不得不面对的社会问题。随着互联网经济的发展，各种社交软件不断推出，那么这些社交软件对亲子关系有何影响？

从总体来看，有57.04%的社交软件的老年使用者认为其增加了亲子联络的频率，认为亲子联络频率不变的老年人占42.31%。所以老年人对于社交媒体带来的交流频率总体评价是比较高的。具体来看，在交流频率的增加方面，地区之间也存在明显差异。北京老年人的评价最高，上海和重庆次之，比重分别为70.72%、61.30%、60.31%。天津和广州老年人则分别只有39.46%和47.26%的人认为社交软件增加了亲子联络频率。相比之下，天津和广州老年人认为亲子联络频率不变的比重较高，都超过了50%。其他三个城市都不到40%，北京仅为29.28%（见图9-3）。

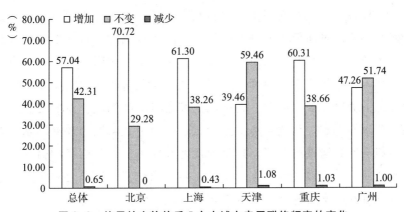

图9-3　使用社交软件后5个大城市亲子联络频率的变化

不仅如此，使用社交软件后，亲子关系呈现一些积极变化。认为社交软件的使用改善了亲子关系、使之更亲近的老年人占37.36%，认为社交软件后亲子关系没有变化的老年人占61.99%，认为使用社交软件后亲子关系更疏远的老年人占0.65%。分地区来看，北京老年人对社交软件的使用评价最为积极，认为亲子关系更亲近的老年人占53.61%。相比之下，上海、重庆和广州持积极看法的老年人仅为 32%～39%，更多老年人对此评价一般。对社交软件好感度最低的城市是天津，仅有不足 20% 的老年人认为改善了亲子关系、使之更亲近，超过 80% 的老年人认为使用社交软件并未带来亲子关系的改变（见图 9-4）。

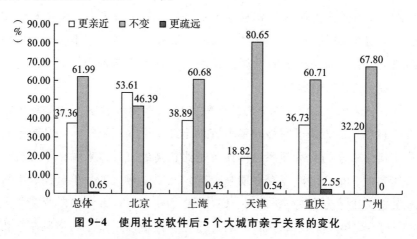

图 9-4　使用社交软件后 5 个大城市亲子关系的变化

2. 互联网对老年人社会生活的影响

以手机、微博、微信为代表的移动信息工具，打破了原有的社会边界和人际交往模式，重新编织了一张行动者的网，扩大了生活共同体，建立了一种虽不是面对面但彼此熟悉、信任和相互依赖的虚拟社群。何祎金曾以老年人热衷"早晨好"表情包为例，探讨老年人使用社交网络的内部动力。老年人比年轻人更需要面对生老病死，而微信上的"早晨好"便说明了老年人的健康存在。同时，它可能是开启对话的钥匙，新的交流话题和交流空间瞬间形成。从这个意义上说，通过使用互联网和社交网络，老年人生活机会的结构被改变了。在以前没有互联网和社交网络的时代，人们进入老年阶段之后被各种潜在的条件排除在社会主流议题之外。现在通过互联网和社交网络，老年人获得了新的社交机会。

数据分析结果也印证了研究者对互联网的判断。不使用互联网的老年人的社会活动参与类型数量平均不到 3 个，使用互联网的老年人的社会活动参与类型数量平均超过 3 个，能够使用移动互联网设备的老年人的社会活动参与类型数量平均超过 3.5 个，熟练使用移动互联网设备的老年人的社会活动参与类型数量平均超过 4 个。这种依次递增的趋势虽然没有完全控制年龄、受教育年限、家庭收入等因素，但在不使用互联网的老年人和使用互联网的老年人、能够使用移动互联网设备的老年人和熟练使用移动互联网设备的老年人这两组年龄与受教育年限较为接近的老年人群体之间也存在较为明显的差异。这说明，使用互联网程度上的差异确实会对老年人的社会活动参与类型数量产生影响。

3. 互联网与老年人的公共服务需求

科学技术的发展使现代公共服务供给方式发生了巨大变化。这些变化在医疗和养老领域体现得尤为明显。以医疗为例，基于互联网信息技术，远程挂号、远程诊疗、轻问诊等技术已经深入现代人的生活。反过来说，当技术应用已经普遍化时，老年人不会远程挂号，会给就医行为带来极大的不便。问卷设计了互联网就医问题，老年人对于"互联网+医疗资源"的使用，主要集中在相对较轻疾病、健康管理和健康知识方面；而对于需要专业医师门诊的疾病类型、医药费用结算等，老年人仍然倾向于不使用互联网。从统计数据来看，首先，在线挂号需求最大。一方面，在线挂号已经相对普及；另一方面，在线挂号可以节约时间和人力成本。其次，"一对一"健康管理、在线轻问诊、门诊和医生科室安排具有较大需求，这体现出一部分行政类的可简化工作及相对较轻的疾病可以通过互联网解决。而建立与医生的长期联系（获得健康指导和咨询）、"一对一"健康管理、获得与疾病相关知识推送等几种类型与自身的健康保养密切相关，属于长期的健康投入，而非即时性疾病治疗。最后，远程医学影像、远程病理分析和在线支付表明需要专业医师诊断的过程，以及结算过程需要实地去医院就诊，老年人不倾向于使用互联网（见图9-5）。

随着城市独居家庭的增多，老年人对养老照料服务需求较大。数据显示，大部分社会化的养老照料服务占比超过10%，助餐服务、上门家务、上门看病等的需求甚至超过20%。但是，互联网能够提供的服务相对不足，各种需求得到满足的比例均不到1%（见图9-6）。目前，互联网与养老服务存在以下两种结合模式。

一种以综合养老服务平台为基本特征，采取市场化运作方式，建立聚合型养老服务平台，通过信息化手段解决我国老年人的居家养老问题，并在一定程度上突破了传统模式。另一种以垂直型为基本特征。以课题组调研的上海"长者照护之家"为例，"爱照护"把智能监测护理床投放到老年人家里，并将机构服务运用到家中，养老服务不仅能"堂食"，还能"外

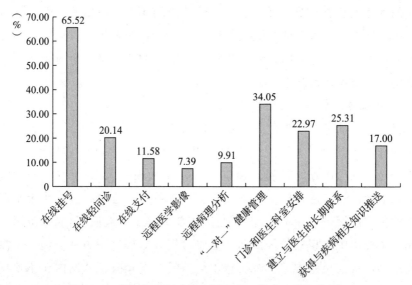

图 9-5 老年人对医疗的大类需求：基于互联网使用

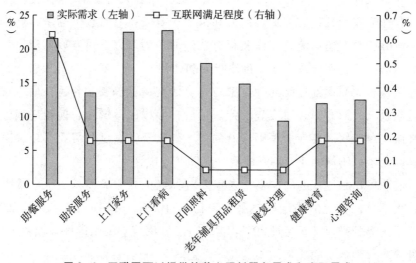

图 9-6 互联网可以提供的养老照料服务需求和实际需求

卖"。同时，通过房间加装的传感器与护理人员手机共同形成数据传输到后台，生成分析表格，可对服务时间、地点、内容、对象、收费等实现实时监测分析。在天津、成都等地，健康管理产业开始朝着智能化方向发展，通过智能手环、计算机终端等设备，可以远程对老年人的健康状况进行实时监测，预防疾病风险，并指导老年人健康饮食、合理运动。对企业来说，互联网为传统养老企业开拓了新的增值空间，延伸了产品和服务半径，使消费跨出固定的机构空间，延伸到老年人家里。随着产品和技术的逐渐成熟，老年需求群体规模会越来越大，这也是未来养老产业的一大增长点。

四　总结与讨论

互联网对老年人的生活、老年社会化服务的影响是一个循序渐进的过程。从已有数据来看，大城市移动互联网已经普及，老年人接触和使用互联网的比例也在不断提高，互联网对老年人的生活确实产生了重要影响。但是这种影响目前主要体现在浅层次的社交层面，尚没有延伸到深层次的"互联网+养老服务"供给层面。

在社交层面，社交平台在改善传统家庭代际关系、扩展老年人社交网络、丰富老年人生活上起到了巨大的作用。社交平台的最大意义在于，信息能够突破时空的限制，只要在能接入网络的地方，一种虚拟的面对面沟通机制就可以瞬间建立。社交网络在虚拟空间中的缺场社交模式突破了老年人生理机能的限制，让他们在朋友和亲人那里找到归属感，是身体和归属感的双重赋能。通过使用互联网和社交网络，老年人生活机会的结构被改变了。在以前没有互联网和社交网络的时代，人们进入老年阶段后被各种隐性的条件排斥在社会主流议题之外。现在通过互联网和社交网络，老年人获得了新的机会。而且，老年人重新获得了应有的权利。人们说老年人"回归"社会主流，潜台词是老年人被排斥在社会主流之外。这种社会排斥随着老年人日常生活活动范围减小、互动人群减少、信息获得能力减弱等，剥夺了老年人应有的权利。而互联网和社交网络让老年人重构了社会权利的结构，他们与其他人一样获得了信息，可以讨论同样的话题，重新获得参与社会的权利（朱迪、何袆金、田丰，2018）。

在深层次的"互联网+养老服务"供给层面，互联网能够提供的服务总量不足。大部分老年人的需求不能获得实质性的满足。2015年，《国务院关于积极推进"互联网+"行动的指导意见》指出，要"促进智慧健康养老产业发展"，呼吁支持智能健康产品的创新和应用，推广全面量化健康生活新方式；鼓励健康服务机构利用大数据等新技术搭建公共信息平台，提供长期的、个性化的健康管理服务。2015年之后，各地政府响应中央政策建立信息化平台。但是，由政府推动建立的信息平台更多是单向度的，核心目标在于节省行政开支和时间成本，还没有上升到用户点单、远程提供服务的高度。在一些存在刚性需求的领域，特别是基于我国基本国情和老年人养老需求的老龄化社会产品及服务，"互联网+"技术引入并没有对服务供给产生实质性的影响。总体来说，目前我国在政策设计上还存在以下几个方面的问题。

第一，在制度设计上，国家还没有清晰界定养老服务事业和产业的区别。目前，各地虽然已经建立了养老服务信息平台，但服务对象只是低保、高龄、失能等老年人。开展养老服务信息平台建设的省份，已经开始政府为服务对象兜底的评估和购买服务工作，但从总体来看，我国养老服务市场还没有完全清楚地界定政府购买服务的对象及标准。养老服务信息平台的使用范围也不应局限于政府购买服务对象，而应扩展到全体老年人。但如果是非政策对象的老年人，那么政府信息化服务平台是否收费、如何收费，是否采取市场化原则，都是有待明确的。目前，各地建立的养老服务信息平台资源利用效率低下，在一定程度上制约了养老服务的产业化进程。

第二，"互联网+养老服务"平台主要由地方政府投资兴建，存在过度依赖政府的现象，市场化程度不高。以智慧养老服务较为发达的上海为例，多数居家养老服务信息平台还是依赖政府购买服务项目。这可能有以下原因。从政府角度来说，信息平台建设具有较强的外部性，需要地方政府提供支持。但是，从长期来看，由政府进行信息化平台运营效率较低，国外大多委托给商业公司进行经营。在我国，既了解互联网又深耕养老服务的企业较少，大部分企业智慧养老服务起步较晚、市场化程度不高，如何对"互联网+养老服务"进行经营还没有成熟的经验可循，特别是服务的购买者是老年人还是老年人的子女，涉及企业不同的营销方式及服务渠道。对于低保、低收入的老年人来说，标准化、基础性的服务即可满足其基本需求；而对于收入较高、需求较为多元的老年人来说，企业需要不断增强自身实力。目前，我国正处于"互联网+养老服务"的起步阶段，由于政府投入较大，部分企业依赖政府订单尚可维持生存，但从长远来看，没有大量的客户群体，这类企业在市场上难以立足。

第三，"互联网+养老服务"市场内部存在结构失衡和组织欠缺问题。

从结构失衡的角度来看，市场上针对经济条件较好的老年人的养老服务发展迅速，而面向经济条件一般的老年人的养老服务发展不足。从组织欠缺的角度来看，养老服务产业具有产业链长、涉及领域广的特点，涵盖康复护理、金融养老等多个领域。但是大多数企业核心业务、信息化平台及服务终端雷同现象比较普遍，存在行业发展无序的问题。

第十章
数字技能与老年人主观幸福感研究

一 引言

经济增长和公共政策的最终目标是增加国民的福利。对于大多数居民来说，幸福即便不是生活的唯一目标，也应是最主要的目标（Ng, 1996）。而幸福感能够完整且合理地评判个人对生活的整体满足感，各国普遍用其直接衡量国民福利（Frey & Stutzer, 2002）。改革开放40多年来，中国经济迅速发展，在物质层面取得了辉煌成就，但是面临一个"幸福停滞"的增长困局，即国民的幸福感随着经济增长呈现停滞甚至下降的趋势（Brockmann et al., 2008）。特别是老年人，在家庭规模缩小、传统孝文化断裂、代际关系失衡等背景的影响下，正面临严重的精神危机（穆光宗，2004）。2018年，中国科学院的调研结果显示，60岁以上老年人患抑郁症的比例约为15%，55岁以上老年人患抑郁症的比例为10%~15%；在患有躯体疾病的老年人中，抑郁症的发生率高达50%~55%。①

在研究老年幸福感的决定因素中，既有研究主要从以下两个方面进行。一是关注老年人社会经济地位变迁与幸福感的关联，通过伊斯特林悖论，探讨相对地位变化对其幸福感的影响。比如，胡洪曙和鲁元平（2012）认为，收入不平等对老年人的主观幸福感有显著的负面影响，而且对农村老

---

① 《60岁以上老人约15%患有抑郁症，老年人出现这些症状时需要警惕了!》，https://www.sohu.com/a/235039357_464410。

年人的负面影响远大于城市老年人。杨华、范芳旭（2009）研究发现，有的农村老年人因家庭地位降低、自觉无用而选择自杀，这些观念形态已经构成一种既定的文化秩序。二是从老年人的居住模式出发，探讨居住模式对老年人幸福感的影响。比如，李建新和骆为祥（2007）认为，与子女共同居住的老年人比独立生活的老年人的生活满意度更高。沈可等（2013）利用中国老年健康影响因素跟踪调查数据进行研究，发现多代同堂能有效缓解老年人的抑郁倾向。江克忠和陈友华（2016）利用中国老年人健康长寿调查数据进行研究，发现亲子共同居住可以显著提高老年人的健康水平。

既有研究从社会经济地位、居住模式等角度探讨社会变迁对老年人的影响，对技术变革的影响关注明显不足。进入 21 世纪后，互联网的发展日新月异，互联网深深嵌入人们的生活，就像人们的"体外器官"一般如影随形，成为人们日常生活中不可分割的组成部分。

二　文献综述

移动互联网的出现，打破了既有的时空边界，血缘、地缘、业缘关系不再是社会交往依赖的全部基础。老年人通过社交网络工具与子女建立新的沟通渠道，而这一新的沟通渠道有可能改善亲子分开居住家庭的关系。王迪、王汉生（2016）认为，老年人线上交往与线下交往群体并没有突破传统差序社会结构，线上交往实际上强化了线下的关系网络，特别是亲属关系网络。也有学者从社会资本的视角探讨了互联网时代虚拟的社会关系结构。黄荣贵、桂勇（2009）认为，互联网为现实生活中不善于社会交往的个体（如老年群体）提供了一种可以适应的社交环境，互联网的匿名性减少了个体在网络交往中被拒绝的担忧，有助于个体在网络上建立人际关系。随着年龄的增长，老年人社会参与的机会越来越少，即便有机会参与也可能会面临社会歧视，而互联网恰好充当了一种虚拟媒介，使老年人重新获得社交机会，即社交网络对老年社会网络缺失产生一种"补偿效应"（Carolyn，2018；Elliot et al.，2013）。上述研究注意到网络给老年人社会生活带来的直接效应，朱迪等（2018）还观察到网络给老年人带来的间接效应。传统老年人崇尚节俭，子女在很大程度上扮演了代理消费者的角色，帮父母购买实惠的商品、其所需要的服务，父母即使不会使用互联网或者心有顾虑，也能分享信息技术带来的生活便利和乐趣。朱迪等（2018）认为，代理消费极大地提高了老年人对信息技术和互联网社会的参与程度，使其分享了技术进步和社会进步的成果，获得了时代感和成就感。总体来讲，上述学者的研究表明，互联网给老年人的生活带来了积极影响，最终会提升老年人的整体幸福感。

但是，有一些学者对互联网的积极影响持怀疑态度。在虚拟社群中，个体与社会的区隔表面上被互联网消弭，但个体之间通过社交媒介建立的联系，与传统的社会纽带存在本质差异。网络社交有可能侵蚀现实世界中个人与家人、朋友之间正常的社会交往，使社会更加个体化。这是因为，一方面，网络社交改变了传统的社交模式，过密网络交往可能会产生内卷性，人们越沉溺于网络社交，越会感到孤独（王建民，2013）。正如 Turkle（2012）所言，"我们上网是因为我们繁忙，但结果花在技术上的时间更多，而花在彼此之间的时间更少。我们将连接作为保持亲密的方式，实际上我们在彼此躲避"。另一方面，在线网络社群本身不一定产生社会性，即便在线交流可以表达情感，这种情感表达也要依托电子设备和网络符号，而网络符号能否真正体现人们的真实情感仍存在疑问。正如王建民（2013）所言，"电子设备和互联网符号的利用，在一定程度上使媒介的工具性遮蔽了媒介背后的人的情感和意志"。由于网络社会的虚拟性，人们虽然通过网络达到分散注意力的效果，但网络不会真正重塑和改变人们的情感生活。

针对上述消极看法，也有学者提出了怀疑（王晶、郭冉，2018；朱迪，2018）。实际上，现实世界与虚拟世界并非完全对立，两者存在很大的耦合性。网络社交群体与现实世界熟人具有很强的重合性。特别是，老年群体相对保守，90%以上的社交对象为亲戚、朋友、同学等熟人社会关系，因此，线上生活与线下生活并不完全冲突。有研究显示，线上活跃的老年人更多参与线下各类社会活动（朱迪，2018；王迪、王汉生，2016）。

人口学家通过实证分析老年人口追踪调查数据，也得出相似结论。比如，靳永爱和赵梦晗（2019）使用 2016 年中国老年社会追踪调查（CLASS）数据，分析互联网使用对老年人健康、社会参与和生活满意度的影响。研究发现，互联网的使用对老年人的自评健康、心理健康、社会适应水平、社会参与等起到了促进作用。一些学者注意到互联网对老年人福利促进的异质性。彭希哲等（2019）认为，互联网使用对主观幸福感的影响在小学学历的老年群体中具有抑制作用，而在中学和大学及以上学历的老年群体中具有显著的促进作用。冉晓醒和胡宏伟（2022）研究发现，互联网功能利用的差异进一步加剧了城乡老年健康不平等，城市老年人比农村老年人更多使用互联网健康促进功能，因而健康水平得到提升。这些研究的共识在于，互联网虽然对老年人可能存在促进作用，但由于老年群体经济资本、文化资本、社会资本的差异性，他们从互联网中获得的收益存在较大差异。也有一些学者聚焦互联网影响老年健康、幸福感的渠道或者机制。比如，杜鹏和汪斌（2020）提出，社区参与在互联网提高老年生活满意度方面起中介作用；彭希哲等（2019）提出，使用互联网进行社交和娱乐活动对老年人具有显著的幸福激励效应，学习活动则具有显著的幸福抑制效应；赵建国和刘子琼（2020）提出，互联网主要通过提升老年人的学习频率影响其健康状况。

综合上述理论和实证研究，学者提出了两种互联网影响老年人幸福感的理论模型。

一是强化效应模型。该模型认为，社交网络有助于修复或改善传统社会关系，通过社交媒介持续互动，老年人与子女、亲戚朋友之间建立了更加和谐稳固的关系，由此老年人的幸福感得到提高。

二是补偿效应模型。该模型认为，社交媒介扩大了老年人的社会关系网络规模，在一定程度上替代了传统相对固化的社会支持网络，提高了老年人应对生活困难的能力，增强了老年人的自我效能感。

基于上述两种理论模型，本研究提出如下分析框架（见图10-1）。

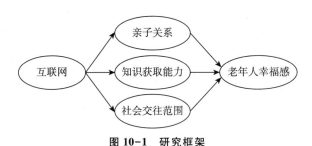

图 10-1　研究框架

首先，本研究假设社交网络的普及和使用提升了老年人的幸福感，降低了老年人的抑郁水平。其次，在影响路径上，存在直接影响路径和间接影响路径两类。直接影响路径体现在，互联网作为一种技术工具，通过增强老年人的知识获取能力，提升老年人的幸福感。间接影响路径体现在，互联网使用与老年社会网络之间存在强化和补偿关系。社交网络本质上是一种社会关系结构，费孝通（2007）在《乡土中国》一书中提出，中国人的关系结构呈现差序格局，以己为中心，由内而外逐层构建，亲密关系也由内而外逐步削弱。在传统社会中，老年人的精神寄托在家庭之内，因此，以家庭和居住格局为依托的亲密关系对老年人维持幸福感至关重要（沈可等，2013）。进入互联网时代后，假设社交网络的普及和使用提升了老年人的幸福感，那么其影响路径必定需要通过关系结构进行传输，所以在分析社交网络影响老年人幸福感的机制上，我们提出三个假设路径：一是互联网通过强化现实生活中的亲子关系，提升老年人的幸福感；二是互联网通过提升老年人知识获取能力，提升老年人的幸福感；三是互联网通过扩大老年人的社会交往范围，提升老年人的幸福感。同时，针对城市化背景下越来越多的空巢家庭，既有研究大多认为分离居住模式对老年人幸福感产生了消极影响，本研究试图进一步检验互联网对空巢老人的幸福感产生了怎样的影响，能否在一定程度上减少居住空间分离产生的负面影响。

三　数据来源与模型构建

（一）数据来源

本研究利用中国社会科学院社会学研究所开展的"中国大城市老年人生活状况调查"数据。该调查在全国 10 个大城市进行，主要针对城市老年人互联网使用情况及其社会影响进行深入研究。调查采取多阶段分层随机抽样方式，涵盖北京、上海、天津、重庆、广州、深圳、武汉、西安、哈尔滨、南京，抽取样本 3247 个。调查主要对象为大城市 60 岁以上老龄人口，同时匹配调查了部分子女信息。调查内容涵盖老年人的社会人口学特征、幸福感与健康状况、居住模式、经济来源和医疗保障等信息。

（二）变量测度

幸福感是一个综合概念，本研究主要通过"过去一年里，您对生活的总体满意度怎么样"这一题项测量老年人的幸福感程度。美国综合社会调查、世界观调查和中国综合社会调查均使用了这一问题（刘军强等，2012）。问卷中，答题者生活满意度采取打分形式，1分为非常不满意，10分为非常满意。

关键自变量为"老年人是否上网"，上网老年人赋值为1，不上网老年人赋值为0。

控制变量包括三类：一是老年人的社会人口学特征，如年龄、性别、民族、受教育年限、婚姻状况、收入及居住模式（是否为空巢家庭）；二是老年人的健康状况，包含反映老年人生活自理能力和失能状况的指标；三是地区因素（10个大城市的虚拟变量）。

从统计结果来看，大城市老年人上网比例较高，达到54%。在社会经济特征上，上网老年人和不上网老年人表现出比较大的差异。上网老年人的平均年龄为66.61岁，而不上网老年人的平均年龄为74.67岁。在婚姻状况上，上网老年人处于已婚状态的比例较高，为86%，而不上网老年人处于已婚状态的比例仅为61%。在受教育年限上，上网老年人的平均受教育年限为9.64年，而不上网老年人的平均受教育年限为7.20年，上网老年人比不上网老年人多2.44年。在健康状况上，上网老年人的慢性病患病率为44%，而不上网老年人的慢性病患病率高达63%，比上网老年人高19个百分点。在日常生活自理能力评分上，上网老年人比不上网老年人的自评得分高2分。总体来看，上网老年人与不上网老年人存在结构性差异，上网老年人的年龄更小、受教育年限更长、身体健康状况更好（见表10-1）。

表 10-1　样本基本情况　（N = 3247）

变量	总体	上网老年人	不上网老年人
因变量			
生活满意度（1~10分）	7.97（1.37）	8.07（1.34）	7.85（1.41）
上网（不上网=0）	0.54（0.50）		
控制变量自变量			
男性（女性=0）	0.43（0.49）	0.42（0.49）	0.45（0.50）
年龄	70.30（7.70）	66.61（5.52）	74.67（7.64）
已婚（非婚=0）	0.75（0.44）	0.86（0.35）	0.61（0.49）
受教育年限	8.52（3.30）	9.64（2.74）	7.20（3.42）
收入对数	11.38（0.60）	11.42（0.57）	11.32（0.62）
空巢家庭（非空巢家庭=0）	0.37（0.48）	0.36（0.48）	0.38（0.48）
慢性病（无慢性病=0）	0.53（0.50）	0.44（0.49）	0.63（0.48）

变量	总体	上网老年人	不上网老年人
日常生活自理能力得分	28.46 (3.38)	29.37 (1.96)	27.37 (4.26)
工具变量			
子女家有无线网	0.98 (0.10)	1	0.96 (0.18)
家人使用智能手机	0.56 (0.49)	0.91 (0.29)	0.15 (0.36)

（三） 模型构建

基于上述统计分析结果，本研究判断老年人使用互联网具有一定的内生性，年龄越小、身体健康状况越好的老年人，越有可能使用互联网；反之，年龄越大、身体健康状况越差的老年人，越不可能使用互联网。为了解决内生性问题，本研究试图引入工具变量法，探究互联网影响老年人幸福感的机制。

模型构建以老年人生活满意度为主要解释变量，以老年人是否上网、社会经济特征、居住模式、健康状况等为解释变量，即

$$s_i = C + \beta Internet_i + \sum_k \alpha_k X_i + \varepsilon_i \tag{1}$$

其中，s_i 是老年人生活满意度，$Internet_i$ 是老年人是否上网，X_i 是老年人社会经济特征、居住模式等指标。老年人使用互联网具有内生性，导致普通最小二乘法（OLS）估计出来的指标不能准确反映老年人生活满意度与是否上网之间的因果关系，估计结果不一致。

本研究以"子女家是否有无线网""家人是否使用智能手机"作为老年人使用网络的工具变量，估计的策略是首先考察"子女家是否有无线网""家人是否使用智能手机"对老年人使用网络的影响，第一阶段回归为：

$$Internet_{iv} = \gamma_0 + \gamma_1 I_i + \gamma_2 S_i + \sum_{k=3} r_k X_i + \varepsilon_i \tag{2}$$

其中，I_i 和 S_i 是研究中使用的两个工具变量，分别表示"子女家是否有无线网""家人是否使用智能手机"。

在第二阶段回归中，把式（2）中关于老年人是否上网的拟合值代入式（1）进行估计：

$$s_i = C + \beta Internet_{iv} + \sum_k \alpha_k X_i + \varepsilon_i \tag{3}$$

四 实证研究结果

（一）基准回归分析：互联网对老年人幸福感的影响

本章试图分析老年人上网对其幸福感的影响。表 10-2 第 1 列假设老年人上网为外生变量。估计结果显示，在控制其他社会经济、健康状况等指标后，上网老年人的生活满意度比不上网老年人高 10.4%。但是上网与老年人的幸福感之间存在内生性关系，主观幸福感越强的老年人越有可能持开放的心态接触互联网，导致结果出现偏差。第 2 列采用工具变量法解决上网选择模式的内生性问题。一阶段回归中的两个变量，即子女家是否有无线网、家人是否使用智能手机对内生变量有显著的正向影响，符合分析的预期，即子女家有无线网或者家人使用智能手机的老人，更有可能使用互联网。根据 Staiger 和 Stock（1997）的经验法则，一阶段回归中两个工具变量联合性检验的 F 值是否大于 10，可以作为弱工具变量的评判标准。如果存在弱工具问题，两阶段最小二乘法（2SLS）估计则难以矫正系数估计的不一致性。在该回归中，一阶段 F 值达到 528.765，可判定不存在弱工具问题。同时，在一阶段回归中，工具变量的个数超过了内生变量的个数，应该进行过度识别检验。检验的 p 值为 0.497，不显著，说明不存在过度识别问题，即无法拒绝方程中工具变量均有效的零假设（见表 10-2）。

表 10-2 普通最小二乘法与两阶段最小二乘法回归结果比较

变量	普通最小二乘法	生活满意度	
		两阶段最小二乘法	
		一阶段	二阶段
子女家有无线网		0.481*** （0.060）	
家人使用智能手机		0.507*** （0.017）	
上网（不上网＝0）	0.104* （0.058）		0.223* （0.127）
性别（女性＝0）	-0.159*** （0.049）	-0.003 （0.013）	-0.107** （0.054）

续表

变量	普通最小二乘法	生活满意度	
		两阶段最小二乘法	
		一阶段	二阶段
年龄	0.010 **	-0.012 ***	0.008
	(0.004)	(0.001)	(0.005)
受教育年限	0.016 *	0.010 ***	0.013
	(0.008)	(0.002)	(0.010)
已婚（非婚=0）	0.373 ***	0.038 **	0.335 ***
	(0.064)	(0.018)	(0.073)
空巢家庭	-0.045	0.153 ***	-0.120 *
	(0.056)	(0.016)	(0.071)
收入对数	0.185 ***	-0.027 **	0.171 ***
	(0.045)	(0.012)	(0.049)
有慢性病（无慢性病=0）	-0.147 ***	0.011	-0.124 **
	(0.050)	(0.013)	(0.055)
日常生活自理能力得分	0.007	0.002	0.006
	(0.008)	(0.002)	(0.010)
常数	4.599 ***	0.772 ***	4.877 ***
	(0.680)	(0.190)	(0.794)
一阶段 F 值		528.765	
过度识别的 p 值		0.497	
观测值	3247	2597	2597
R^2	0.033	0.530	0.026

注：*** $p<0.01$，** $p<0.05$，* $p<0.1$；括号内为标准误。

　　一阶段回归结果反映了影响老年人上网的因素。从回归结果来看，大城市中个人的社会经济特征仍然是决定老年人是否上网的核心因素。年龄越大的老年人上网概率越低，从 60 岁开始，年龄每增加 1 岁，老年人上网的概率将降低 1.2%；老年人受教育年限越长上网概率越大，受教育年限每增长 1 年，上网的概率增加 1.0%；空巢是影响老年人上网的重要因素，空巢老人上网概率比与子女同住老年人上网概率增加了 15.3%。

　　二阶段回归结果反映了上网对老年人幸福感的影响，相对于一阶段最小二乘法结果，二阶段最小二乘法回归结果显示，上网对老年人生活满意度的正向影响更大，上网老年人比未上网老年人的生活满意度评分高

22.3%，并且在 10% 的水平上显著。在影响老年人生活满意度的其他因素中，已婚老年人的生活满意度显著高于非婚老年人；老年人的收入越高，个人生活满意度越高。负向影响因素有三个。一是性别结构。男性老年人的生活满意度评分比女性低 10.7%，这可能是由男性退休之后的生活落差导致的。二是居住结构。空巢老人的生活满意度比与子女同住老年人的生活满意度水平显著偏低。数据结果显示，空巢老人的生活满意度比与子女同住老年人的生活满意度评分低 12.0%。三是老年人的健康状况。慢性病是降低老年人生活满意度的重要因素，患有慢性病的老年人的生活满意度比没有慢性病的老年人低 12.4%。

（二）互联网影响老年人幸福感的渠道

互联网对老年人生活的直接影响既体现在家庭层面，又体现在社会层面。根据中国社会科学院社会学研究所的调查数据，在家庭层面，互联网的嵌入使亲子两代人的联络频次明显增加，使用互联网之后，老年人表示与子女联络频次增加的比例为 29.44%；在这个过程中，与子女的亲密关系也发生了变化，与子女亲密度增加的比例为 19.07%。由此可见，互联网对保持代际平衡意义重大。在这种反向社会化的过程中，老年人通过社交、网络工具重新与子女建立沟通渠道，增强了亲子分开居住家庭的亲密关系。在社会层面，互联网使老年人重新获得了融入社会的机会。在上网过程中，老年人的收获主要体现在四个方面：第一，获得有用的信息（69.43%）；第二，学到新的知识技能（54.29%）；第三，扩大人际交往圈（40.52%）；第四，找到老朋友（39.41%）。不仅如此，老年人的知识获得增长，主要体现在日常生活常识（80.23%）和开阔生活视野（80.23%）上。

根据前面的研究假设，我们从老年人知识获取能力、亲子关系和社会交往范围三个维度检验了互联网影响老年人幸福感的渠道。从回归结果来看，老年人知识和阅历的增长会提升其幸福感，边际增长率为 10.2%，假设二得到验证。老年人通过互联网获得了知识、开阔了视野，使自己不至于被社会淘汰。这一点非常重要。网络流行以后，知识传播速度更快，社会发展日新月异，老年人通过使用互联网，可以更快融入社会。以往有关数字鸿沟的研究主要讨论老年人因不能融入互联网而被排斥在互联网之外的尴尬，有了网络媒介，老年人重新获得了主动权。

在亲子关系影响渠道上，与子女联络频次增加，使老年人的生活满意度提升了 39.8%；与子女亲密亲近，使老年人的生活满意度提升了 62.9%，假设一得到验证（见表 10-3）。上述研究表明，上网对个人生活的影响不仅在于上网本身，而且在于老年人如何融入互联网，搭建虚拟社会和现实社会的桥梁。老年人的幸福感不仅在于虚拟社会朋友圈的延伸，而且在于互联网作为一种工具，强化了原有的家庭联系，使老年人在不与子女同住的前提下，仍能保持一种亲子间的高度互动和紧密联系，维持老年人较高的情感需求。

在社会交往范围影响渠道上，社会交往网络不仅给老年人带来了生活机会的改变，也显著提高了老年人的幸福感。社会交往网络每增加 1 人，老年人的幸福感提升 4.6%，假设三得到验证。外在社会联系的拓展，丰富了老年人的社会生活，扩大了老年人的朋友圈，使老年人在家庭之外维系和拓展一种虚实结合的社会网络，扩大了老年人的交际范围，使其晚年不会过早陷入孤独。

表 10-3　互联网影响老年人幸福感的渠道

变量	因变量：生活满意度			
获取信息知识	0.102 * (0.058)			
与子女联络频次增加		0.398 * (0.226)		
与子女亲密亲近			0.629 * (0.345)	
社会交往网络				0.046 * (0.028)
常数项	4.900 *** (0.789)	4.953 *** (0.783)	4.841 *** (0.801)	4.787 *** (0.799)
一阶段 F 值	89.034	44.407	171.53	188.585
过度识别的 p 值	0.507	0.513	0.538	0.523
观测值	2597	2597	2597	2585
R^2	0.028	0.023	0.023	0.036

注：其他回归结果省略，*** $p<0.01$，* $p<0.1$；括号内为标准误。

值得注意的是，社会交往范围扩大虽然对老年人的幸福感产生了积极影响，但这种影响总体上小于互联网改善家庭关系的影响。以往有研究认为，网络交往会削减日常生活中人们的交往，使社会生活越来越个体化；人们对互联网的使用可能会侵蚀与家人、友人的亲密关系（王建民，2013）。从本研究来看，网络对家庭关系的影响是正向的，互联网实际上为老年人和子女创造了一个更弹性的空间。在互联网和社交软件的催化下，老年人与子女联络的频次有所增加、与子女的亲密程度有所提高，在老年人需要情感慰藉或经济支持时，子女可以"时时在场"。这种感知性的社会支持提升了老年人的幸福感。

（三）互联网对空巢老人幸福感的影响

随着城市家庭越来越小型化，独居、空巢老人越来越多。这些老年人不与子女同住，在某种程度上减少了与子女交往的机会，他们更需要新的交往空间和交往模式。本研究专门针对大城市空巢家庭进行分析，试图探讨互联网对空巢老人幸福感的影响机制。

基础模型研究结果显示，互联网对空巢老人生活满意度的边际影响为0.678，显著大于与子女同住家庭老年人生活满意度的影响，并且在统计意义上显著（见表10-4）。

首先，从家庭关系视角来看，空巢老人与子女联络频次的增加显著地提升了老年人的幸福感，边际效应为1.041，在5%的水平上显著。这一结果不仅比与子女同住家庭老年人的大，而且比总体平均水平还高40%。尤其是与子女亲密亲近，使老年人的生活满意度增加1.713倍，接近总体平均水平的3倍。由此可见，互联网对空巢家庭亲子关系的改善具有重要作用。

其次，从社会关系影响视角来看，互联网对空巢老人的影响仍然大于与子女同住的老年人，并且在统计意义上显著。空巢老人通过使用互联网，获得了拓展个人社会活动的空间，其生活满意度显著提升；同时，通过使用互联网获得个人生活能力的提升，也有助于提升其生活质量和幸福感。

最后，从老年人个体能力提高视角来看，互联网对空巢老人的影响大于与子女同住的老年人，通过互联网获取信息知识可以使老年人的生活满意度提高30.8%。使用互联网，丰富了老年人的阅历和知识，使老年人对独立生活更有信心。

表 10-4　互联网对空巢老人的生活满意度

面板 A	因变量：空巢老人生活满意度得分				
上网	0.678 * (0.372)				
与子女联络频次增加		1.041 ** (0.465)			
与子女亲密亲近			1.713 * (0.877)		
社会交往网络				0.151 ** (0.068)	
获取信息知识					0.308 ** (0.139)
观测值	713	713	712	713	713
面板 B	因变量：与子女同住家庭老年人生活满意度得分				
上网	0.090 (0.131)				
与子女联络频次增加		0.177 (0.263)			
与子女亲密亲近			0.274 (0.376)		
社会交往网络				0.022 (0.032)	
获取信息知识					0.044 (0.064)
观测值	1884	1884	1873	1884	1884

注：** $p<0.05$，* $p<0.1$；括号内为标准误。

在传统社会中，人们长期在固定时间和固定地点从事一项固定的劳动，社会支持嵌入这种活动中。但是，城市化、居住分离实际上在空间上打破了传统的例行规范，家庭成员获得面对面的社会支持的前提在于居住格局的比邻性，而较远的居住距离不可能满足老年人面对面的情感支持需求。进入互联网时代，人们的日常生活日益分为线上和线下两个平行的空间，原有的例行行为在移动空间中不再受到约束。以子女购买老年服务为例，一个正在上班的人可以远距离为父母叫外卖或者购买家政服务，而做饭或做家务行为在传统上是家庭范围内的例行行为。互联网的移动性和便携性，打破了原有的时空边界和制度行为规范，人们在不同空间内的例行行为开始变得常规化。在网络社会中，老年人通过社交、网络工具重新与子女建立沟通渠道，子女通过微信等手段与父母实现更密切的联系。同时，网络时代的交往方式有别于前网络时代，子女可以随时随地通过网络虚拟空间为父母提供精神慰藉。相比于与父母同住的家庭，空巢家庭中，子女在空间上处于缺位状态。互联网为子女提供了一种补偿性的支持渠道，通过网络给老年人带来经济支持、工具性支持和情感支持，使老年人获得了更高的生活质量。

五　总结与讨论

本章利用"中国大城市老年人生活状况调查"数据，探讨了互联网对城市老年人幸福感的影响机制。总体来说，互联网的使用提高了老年人对生活的满意度，降低了老年人的孤独感。在影响机制上，家庭和社会是两种不同的影响路径，互联网的使用既强化了家庭内部的联系，又增强了老年人与外部社会网络的联系。两类行为都可以降低老年人的孤独感，提高老年人的幸福感。比较来说，家庭内部的强化效应强于社会网络的外部效应。本研究同时比较了互联网对空巢和非空巢两类老人的影响，结果显示，互联网对空巢老人生活满意度的增进效应更强。这也说明互联网打破了原有的时空界限，满足了空巢老人对家庭联系的需求，丰富了空巢老人的精神世界。

本研究的创新性在于，引入了互联网分析视角，探讨了新技术背景下虚拟空间对老年人生活产生的形塑效应。既有研究特别关注同一物理空间——与子女同住对老年人的物质支持、照料支持及情感支持的重要性。在现代社会中，家庭越来越小型化，老年人与子女同住的比例越来越低，与子女同住的大家庭的居住模式越来越难以实现。互联网的出现，使老年人与子女在虚拟的空间中重构了一种"拟家庭"的居住模式，子女可以为老年人远距离购买家政、照料服务，可以通过声频、视频问候老年人。这种以技术支持替代面对面支持的方式在一定程度上满足了老年人对子女亲密感的期待，提高了老年人的幸福感。同时，虚拟世界拓展了社会交往渠道，老年人可以加入各类社会团体，充分展现自身的能力，提高自我效能感，降低老化过程中被社会排斥的孤立感。

第十一章
中国养老服务数字化总体趋势分析

一 引言

2007 年以来，中国相继提出"数字化养老""信息化养老""科技养老"等概念。经过十多年的发展，智慧养老研究已经成为热点议题。2017年，工业和信息化部、民政部、国家卫生计生委联合发布《智慧健康养老产业发展行动计划（2017—2020 年）》；2021 年，工业和信息化部、民政部和国家卫生健康委联合发布《智慧健康养老产业发展行动计划（2021—2025 年）》，提出"打造智慧健康养老新产品、新业态、新模式，为满足人民群众日益增长的健康及养老需求提供有力支撑"。近年来，我国的智慧养老在技术创新、应用范围和服务理念上取得了显著进展，学界有关智慧养老的研究成果也逐渐增多。有鉴于此，本研究运用 CiteSpace 文献可视化软件及其产生的知识图谱，全面梳理总结国内智慧养老主题研究的热点和趋势。

二 研究设计

（一）数据来源与检索策略

本研究以中文权威检索平台中国知网（CNKI）为数据来源，检索时间为 2013 年 1 月至 2023 年 12 月；通过不断迭代更新关键词和检索方式，确定最终的具体检索策略为（主题＝智慧养老）or（主题＝智能养老）or（主题=数字化养老）or（主题＝养老服务平台）；检索范围确定为学术期刊，并将来源范围划定为北大核心＋CSSCI。经过逐一筛选，剔除无关或重复的期刊文章，得到有效中文文献 463 篇。笔者以 RefWorks 格式保存并将其导入 CiteSpace 软件。

（二）分析工具与研究步骤

CiteSpace 主要基于共引分析理论和寻径网络算法绘制知识图谱。知识图谱具备知识多元、分时、动态等优点，具体包括合作图谱、共线图谱、共饮图谱、突现词探测等（陈悦等，2015）。本研究基于 CiteSpace 6.2.R6 版本可视化软件，通过高频关键词共现、时间线图谱、关键词聚类等方法对国内有关智慧养老服务的文献进行计量和可视化分析。CiteSpace 软件要求根据不同平台检索到的文献首次发文时间设置时间跨度，由此将时间跨度设置为 2013 年 1 月至 2023 年 12 月，时间切片为 1 年。将所有平台的分析阈值均设为 Top 50，最终纳入研究的有效文献数量为 463 篇。

在得到不同的可视化图谱后，我们对各图谱中的节点（Nodes）、连线（Links）、中介中心性（Betweenness Centrality）、网络密度（Destiny）、聚类模块值 Q（Modularity Q）、平均轮廓值 S（Weighted Mean Silhouette）等进行分析。评判知识图谱的效果有两个指标：一个是聚类模块指数（Q 值），另一个是平均轮廓指数（S 值）。Q 值的取值区间为 [0，1]，当 Q 值大于 0.3 时，认为得到的网络模块结构是显著的。S 值是评价网络同质性的指标，当 S 值趋近于 1 时，说明网络的同质性较强；当 S 值大于 0.5 时，可以认为聚类结果是合理的（刘凯等，2016）。节点大小与关键词出现的频次成正比，节点间连线数量及粗细反映密切程度；关键节点的中介中心性通常需超过 0.1。

（三）研究内容

本研究旨在系统整理近 10 年与智慧养老研究相关的学术文献，采用机器分析和人工阅读相结合的方法，运用 CiteSpace 软件对文献的关键词等信息进行分析，并通过深入阅读文献内容，展示近 10 年智慧养老研究的全貌和具体内容，以便直观地了解智慧养老领域的重点研究领域和发展趋势，主要包括三部分（见图 11-1）。

第一，回顾智慧养老缘起。从智慧家庭（智慧环境）、智慧老龄化两个视角分析智能养老技术的产生契机与形成背景，并对智慧养老服务的目标、

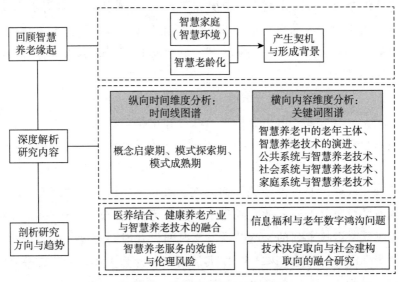

图 11-1　智慧养老研究情况梳理

定位、可及性需求作出解释，为智慧养老领域的进一步发展提供指导和方向。

第二，深度解析研究内容。首先，按照纵向时间维度，运用时间线图谱方法将智慧养老研究划分为几个关键阶段，呈现智慧养老研究的整体变迁历程；其次，按照横向内容维度对关键词进行聚类，具体分析智慧养老的关键议题，并梳理各个议题之间的联系，有助于研究者更好地把握智慧养老领域的整体框架。

第三，剖析研究方向与趋势。利用关键词突现图谱与研究机构和作者共现情况分析，并深入文献内部，展现智慧养老领域的研究动态和前沿领域，预测未来智慧养老领域的发展趋势，呈现其潜在研究热点。这有助于后续研究者快速把握研究方向，避免重复研究。

三　中国养老服务数字化转型过程

（一）阶段划分：时间线图谱分析

时间线图谱可以呈现研究主题的动态变化情况，让读者了解不同时间段的关键词信息。节点越大，说明关键词影响力越大；节点密度越高，说明在该时间段内研究成果越多。本研究将依据发文量及时间线图谱（见图 11-2）将中国智慧养老研究发展历程分为概念启蒙期（2004～2013 年）、模式探索期（2014～2019 年）、模式成熟期（2020 年至今）三个阶段。

1. 概念启蒙期（2004～2013 年）

中国智慧养老研究概念启蒙期属于物联网、大数据等新一代信息技术融入养老服务业的布局阶段。在这一时期，"智慧养老"理念开始传入中国，但未引起学界的关注，所以每年的发文量较少，基本在 5 篇左右。胡黎明、王东伟（2017）提出"数字化养老"，马凤领、李明杰（2011）提出"科技养老"，史云桐（2012）提出"网络养老"。各种类似提法不断出现，研究者因关注点或学术背景不同而各有侧重。相对来说，"智能养老""科技养老"更倾向于科技层面；"数字化养老""互联网+""物联网+"更倾向于网络层面（董红亚，2019）。吴玉霞和沃宁璐（2016）认为，尽管"智慧养老"和"智能养老"只有一字之差，但"智慧养老"是基于物联网技术的养老方式的智能化，"智慧养老"是"智能养老"概念的演化。从词义上讲，"智能"更多体现为技术和监控；而"智慧"则更突出"主体性""灵活性"（左美云，2014）。虽然上述概念强调的重点与范围有所不同，但关注的重点都是"智慧养老"的内涵和边界问题，对智慧养老的后续发展起到了指向性作用。

2. 模式探索期（2014～2019 年）

2014 年前后，"智慧养老"开始受到学界关注。智慧养老研究总量在 2017 年增至 48 篇，2021 年达到 79 篇，这与国家政策开始强调互联网、物联网与智能化在养老服务中的作用有关。2015 年 7 月，《国务院关于积极推进"互联网+"行动的指导意见》发布，指出要"促进智慧健康养老产业发展"，呼吁支持智能健康产品的创新和应用，推广全面量化健康生活新方式。2017 年，国家相继下发《智慧健康养老产业发展行动计划（2017—2020 年）》《"十三五"国家老龄事业发展和养老体系建设规划》《关于开展智慧健康养老应用试点示范的通知》三个政策文件，全面部署和推进智慧养老服务工作；2019 年 9 月，《民政部关于进一步扩大养老服务供给　促进养老服务消费的实施意见》下发，明确提出"互联网+养老"服务新模式，开发多种"互联网+"应用场景，打造多层次智慧养老服务体系，创造养老服务的新业态、新模式。在这一时期，国内关于智慧养老的文献数量呈现大幅增长趋势，"社区养老""居家养老""养老模式"等关键词开始出现

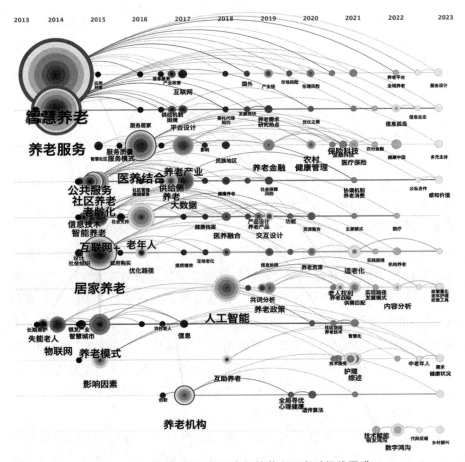

图 11-2　2013~2023 年国内智慧养老研究时间线图谱

在知识图谱中，一系列政策与文件的颁布推动学界对智慧养老的内涵、组织模式、社会接受度等议题进行深入研究。

3. 模式成熟期（2020 年至今）

受疫情影响，线上服务、智慧终端消费需求得到了快速释放，"智慧养老"理念得到广泛认可，学界对于智慧养老的现状与问题有了进一步认识。从老年主体出发，数字鸿沟问题凸显。因为信息能力和数字素养存在差距，老年人不能适应数字化时代的消费及公共服务供给模式，生活受到影响。此外，城乡之间的数字鸿沟问题凸显，农村信息平台建设滞后，公共服务获得和使用效率偏低，影响了农村人口获得信息红利。在这一时期，学术研究重点开始从智慧养老模式转向智慧养老服务平台、适老化产品创新、智慧健康管理等议题，一方面关注城乡老年数字鸿沟的解决机制；另一方面关注智能技术与传统组织模式的互构，如依托大数据智能系统养老产业如何与医疗机构、房地产、保险机构进行跨领域合作，医疗卫生体系如何与养老服务体系相融合等（韦乃凤等，2020）。

（二）热点研究议题：高频关键词贡献及中介性分析

关键词是一篇论文研究主题的高度概括，对高频关键词的统计与分析可反映某一研究领域的热点主题。本研究通过 CiteSpace 软件对样本文献的高频关键词进行共现图谱的绘制（见图 11-3），得到的关键词图谱包含节点 289 个、连线 455 条，聚类模块指数（Q 值）为 0.9642，平均轮廓指数（S 值）为 1，说明该图谱的网络结构是合理的，能够代表智慧养老领域的研究热点。从频次来看，"智慧养老""养老服务""居家养老""医养结合"是最主要的核心关键词（频次越高说明研究热度越高），"老年人""人工智能""老龄化""养老模式"为次级主要核心关键词。中心性代表关键词的影响力，中心性越强说明该关键词的影响力越大。从中心性来看，"智慧养老"仍为最重要的关键词，中心性高达 0.6，其余中心性较强的关键词依次为"养老服务""居家养老""医养结合""养老机构""社区养老"。这说明智慧养老理念已转化为具体实践，并且与我国三大养老模式密切融合。

1. 智慧养老

"智慧养老"是贯穿本研究的核心概念，也是目前学术研究的知识基础。由于社会背景与养老需求不同，国内外学界对智慧养老研究的关注点存在差异。国外学者对智慧养老议题的关注经历了从以产品为中心到以用户为中心、从注重外在功能到关注内在伦理的转变（闫萍等，2023）。国内研究则主要集中在以下三个方面。一是关于大数据技术的研究，"数据共享""数据融合""大数据"等是"智慧养老"的核心议题。智慧养老的成功运行离不开政府、企业和个人的数据资源，大数据技术，以及数据的并行存储技术、预处理技术和共享技术等（张龙鹏等，2019）。其中，数据共享成为实现数据价值的重要途径，个人健康信息分布于各级医疗系统中，社会保障信息分布于各级社保系统中，养老服务信息分布于各级民政系统中。发挥智慧养老的优势首先要打破"数据孤岛"，挖掘数据的潜在价值，以数据流、数据算法引导资源、技术和人才向稀缺部门匹配。二是关于智慧养老科技的研究，智能科技也是智慧养老的核心。目前，智慧养老科技

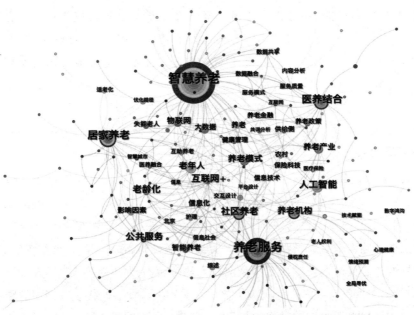

图 11-3　国内"互联网+"养老领域高频关键词共现图谱

硬件以穿戴式、便携式、自助式三类健康监测管理仪器为主，功能以语音对话、人像识别为主。为了满足未来养老需求，需要加强技术和服务之间的连接匹配，并着重发展关键技术，以有效地缩小老年人的数字鸿沟（纪竞垚，2022）。三是关于智慧养老模式的研究。智慧养老模式基于空间因素可分为智慧居家养老、智慧社区养老和智慧机构养老三个子领域。相较于传统养老模式成本高和效率低的特点，智慧养老模式以科技赋能，最大限度地涵盖老年人的多元养老模式，研发适老化产品，促进产品智能化和科技化，提供高效优质的养老服务，逐步消弭数字鸿沟，打造老年友好型智慧社区，为老年人的健康与幸福提供保障（李新瑜等，2023）。

2. 养老服务

相对于一般公共服务，养老服务具有更高的复杂性和更大的不确定性，被认为是一项典型的"复杂公共品"。一是养老服务作为老年人的基本养老需求，具有准公共品性质，需要政府承担兜底功能。在中国，政府通过实物供给（如集中供养）和货币供给（如尊老金）两种方式满足特殊困难老年人的养老需求（王锴，2023）。二是养老服务横跨正式部门和非正式部门。正式部门是指市场化主体和社会组织，非正式部门包含家庭、家族、社区等非正式资源。在中国传统养老体制中，非正式部门（家庭）承担着养老服务的主要供给责任。进入现代社会后，家庭逐渐小型化，市场主体和社会组织开始进入家庭，弥补家庭养老服务供给不足。智慧养老服务技术嫁接到养老服务场域，首先需要与传统的制度模式相衔接。从技术层面来看，智慧养老需要与居家、社区、机构相融合，根据老年人需求偏好提供多样化的养老服务（屈芳、郭骅，2017）；从管理层面来看，智慧养老服务催生了新的政府治理模式，将数字技术应用于实体空间，创造了新的数字空间和数字规则（向静林、艾云，2023），在一定程度上破除了部门利益分割，可以有效革除养老服务的"政府一元"、单一模式、资源分散及准行政化管理等弊病，回应公共服务和社会治理数字化智慧水准的提升要求（刘奕，2021）。我国有关智慧养老服务的政策最早可追溯至 2010 年，发展至今，以智慧养老为底座支撑的颐养、照护、医疗（"养护医"）"三位一体"养老服务体系得到广泛认可。整合碎片化的养老服务资源，能够理性、恰当地运用智能技术为老年人提供快速精准的"养护医"养老服务，同时健全周期性的服务监管体系，实现智慧养老的目标（王宏禹、王啸宇，2018）。然而，智慧养老服务的快速发展催生了许多问题，如人工智能嵌入智慧养老标准体系建设不完全、技术研发不成熟、人才队伍不健全等（赵奕钧、邓大松，2021）。养老服务"数字失范"导致"数字分层""数字冷漠"等问题，进一步扩大了老年人与智慧养老服务的"数字鸿沟"（易艳阳，2022）。除了技术上的种种难题，智慧养老服务在地方的普及推广遭遇阻滞（张泉，2020）。

（三）智慧养老知识演化：基于关键词聚类知识图谱分析

国内关于智慧养老研究的文献分为 15 个聚类，知识图谱中显示前 11 个，分别是"#0 智慧养老""#1 养老服务""#2 医养结合""#3 老龄化""#4 老年人""#5 居家养老""#6 人工智能""#7 养老模式""#8 影响因素""#9 养老机构""#10 数字鸿沟"（见图 11-4）。结果显示，聚类模块值 Q = 0.6262（>0.5），平均轮廓值 S = 0.8870（>0.7）。说明 15 个聚类结果合理，可信度较高，且多个模块之间关联密切。"#9 养老机构""#10 数字鸿沟""#3 老龄化""#0 智慧养老"的聚类轮廓值 Q 均达 0.9 以上，表明这四个聚类为国内智慧养老的主要研究方向。另外，"#0 智慧养老"和"#1养老服务"的聚类规模都达到 34，说明智慧养老与养老服务皆为智慧养老研究的重要分支。

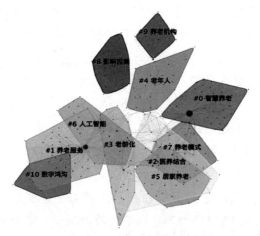

图 11-4　国内文献关键词聚类知识图谱

为了使主题更加突出，本部分根据关键词聚类团的内容与标签词及其在图谱中的交叉程度，对相关信息进行进一步归纳整合，将研究聚焦老年主体、智能养老技术、公共系统、社会系统、家庭系统五个主题。

1. 智慧养老中的老年主体（"#1 养老服务""#4 老年人""#8 影响因素"）

老年人作为智慧养老领域的能动性主体，对智慧养老的发展具有举足轻重的作用。目前，这一领域的研究大体可划分为三类。一是对老年人智慧养老服务需求的研究。张园和连楠楠（2018）指出，老年人在生活医疗保障和心理慰藉等方面的智慧服务需求较多，智慧养老产品需求主要集中在身体健康监测和突发情况处理等方面，智慧养老服务支持与保障需求主要体现在提供再就业机会、完善法律制度、公益性支持等方面。李燕鸽（2019）研究发现，经济状况、子女数目、受教育程度、老人数目、健康自评和精神状态是影响老年人智慧养老服务需求的主要因素。二是对老年人智慧养老产品使用意愿的研究。研究发现，老年人智慧养老产品使用意愿不强（于潇、孙悦，2017），老年人的文化程度、经济状况、健康状况、心理状况、在地老化意愿等个人因素影响了其对智慧养老产品的认识（Godfrey & Johnson，2008；Eastman & Iyer，2004），同时产品有用性、易用性、安全性、功能多样性等产品因素（Magnusson et al.，2004）及非政府组织支持等社会支持因素将影响老年人的效能感（王立剑、金蕾，2021）。三是对老年人平台化智慧养老服务使用意愿的研究。姚兴安等（2021）研究发现，主观规范、感知易用性、感知有用性是影响老年人智慧养老服务使用意愿的主要因素。张钊等（2023）指出，感知价值和数字能力对老年人智慧养老服务使用意愿有显著影响。

2. 智能养老技术的演进（"#0 智慧养老""#6 人工智能"）

《"十四五"国家老龄事业发展和养老服务体系规划》根据国情做出加强居家社区养老、医养结合模式和老年人产品智能化等多方面部署。国家发展改革委向社会公布了 100 个智能技术服务老年人的示范案例，包含智慧出行、智慧医疗、智慧养老、智慧金融多个领域的适老化技术。综合来看，智慧养老可以分为智慧助老、智慧用老、智慧孝老三个方面（左美云，2018），是大数据、人工智能等数字技术与养老服务深度融合的新型养老模式（王张华、贺文媛，2021）。对于如何实现智慧养老，有学者大力倡导开发人工智能机器人辅助养老（何艳玲，2016）；也有学者认为，互助养老硬件平台的搭建可以实现智慧资源的互联互通（曹莹、苗志刚，2018）。借助先进技术研发智能适老产品，有助于满足老年人的多样化需求。比如，研发应用传感器、可穿戴设备等产品，实现实时定位、远程看护、健康监测、机器人辅助照料等功能（程雁、孙志明，2021），让智慧养老产品真正发挥应用价值和便捷作用。在"互联网+"行动计划带动下，"数智赋能互助养老"（邰鑫鑫，2023）、"虚拟养老院"（张洋阳、黄建洪，2023a）、"养老服务 B2B+B2C 双层众筹融资模式"（俞爱平，2017）等新型养老概念层出不穷，为我国积极应对人口老龄化趋势、创新养老服务模式提供了新思路。

3. 公共系统与智能养老技术（"#3 老龄化""#6 人工智能""#7 养老模式"）

从经济学角度来看，智慧养老体系是外部性极强的公共产品，需要政府部门参与智慧养老服务体系建设（白玫，2016）。其主要角色和作用体现在以下四个方面。一是引导社会资本参与智慧养老产业。2021 年，工业和信息化部、民政部和国家卫生健康委联合发布《智慧健康养老产业发展行动计划（2021—2025 年）》，重点推动、重点发展健康管理类、养老监护类、康复辅助器具类、中医数字化智能产品及家庭服务机器人五大类产品。社会资本在智慧健康养老领域具有先入优势，政府通过税收、土地等优惠政策引导社会资本进入智慧养老产业，促进新一代信息技术在健康及养老领域的集成创新和融合应用，提升健康养老产品及服务的智慧化水平。二是政府对智慧养老市场进行规划和监管，信息化平台、大数据技术是"双刃剑"，在提高公共服务供给效率的同时，也带来数据泄露、算法歧视等风险。政府部门需要预防技术运用的责任风险，提升技术后期应用的稳健性，提高算法、大数据、区块链及人工智能等技术运用的标准，不断完善有关虚拟养老技术应用的规章制度，将技术运用更多地置于制度及规范的框架下运行（张洋阳、黄建洪，2023a）。三是提高政府公共服务效率，以信息化平台重塑政府购买方式（陈文秀、石懿，2021）。利用人工智能与数字识别技术，判别服务对象、登记服务信息、预测潜在风险、丰富服务内容，满足了社区养老需求，促进了我国养老供需的有效匹配（赵洲洋，2022）。四是创新政府治理模式。在大数据时代，信息化技术重构了不同主体之间的权力责任关系。政府、社会、企业和科技社区通过组织结构重组，在一定程度上提升了社会的综合治理能力（孟天广、赵娟，2018；王扩建，2023）。

4. 社会系统与智能养老技术（"#5 居家养老""#7 养老模式""#9 养老机构"）

为打破传统养老模式的困境，国务院于 2017 年出台了《"十三五"国家老龄事业发展和养老体系建设规划》，以正式文件的形式提出了"四位一体"养老新体系，即"以居家为基础、以社区为依托、以机构为补充、医养相结合"。这是第一个以国家名义颁布的老龄事业发展和养老体系建设的指导性文件（高雅祺，2022）。如今，我国具备社区居家养老、医养结合机构养老、"时间银行"互助养老等满足个性化需求人群的多元养老模式（梅仪、华晔，2023）。其中，社区居家养老"线上和线下双互动"（Online-to-off-line，O2O）模式是智能养老技术整合多方养老主体力量形成的社区居家养老服务供需匹配新模式，其通过搭建以社区居家养老 O2O 平台为载体，以社会养老服务资源跨界合作为基础，以满足老年人"看、养、护、医"的各类需求为核心，联结家庭、社区和养老行业组织，构建"以家庭为基础，以社区为辅助，以外部市场化医护资源为有效补充"的立体社区居家养护机制（徐兰、李亮，2021）。此外，养老机构作为我国养老产业的重要支柱，也是智能养老技术融合的关键领域。现有研究指出，养老机构依靠人工智能设备提供"堂吃"+"外卖"的智慧养老服务，有利于缓解老年人照护资源不足（魏强、吕静，2021）、养老护理员短缺的问题（吴雪，2022）。实际上，智慧养老机构不是简单地将互联网技术与养老机构服务等进行叠加，而是构建一种利用现代科技优化的养老设施，延伸企业服务边界，提高企业整体竞争力（田钦瑞、李桥，2024）。封铁英和黑晓燕（2024）基于技术-组织-环境（TOE）框架探索养老机构服务智慧化转型的驱动因素，结果显示，以技术-组织-环境驱动型和技术-组织驱动型两种驱动类型下的四种组态形式协同促进了养老机构智慧化转型。

5. 家庭系统与智能养老技术（"#3 老龄化""#5 居家养老"）

实际上，居家养老服务中的"家"是一个空间概念，既包含不同的社会主体，也包含不同的技术场域。借由现代科技，可以将政府、市场与社会资源引入"家"中，使其成为传统家庭养老服务的补充内容。"家"成为一个共同生产的空间，而技术既可以成为工具，也可以充当渠道和媒介。智慧养老与居家养老的交叉之处在于，利用先进的科技手段，将老年人与社区、养老机构等紧密联系起来，整合现有的服务资源，识别化解老年风险，打破固有的机构化养老服务，满足老年人原址养老的需求（贾玉娇、王丛，2020）。技术嵌入居家养老服务研究，体现了两种研究路径。第一种研究路径是"技术决定论"，强调技术革新对服务体系的优化作用，服务体系的"智慧"与技术单方面相关。在此价值主导下，老年人作为智慧居家养老服务的需求表达者，异化为养老服务的被动接受者。技术仅仅将老年人纳入应用系统或平台，老年人成为技术的客体，是技术改造和提高的对象（董红亚，2019）。第二种研究路径强调社会的建构作用。家庭组织作为传统的再生产主体，一定会对技术产生能动性作用。从吉登斯结构二元论出发，在信息技术社会，老年个体和家庭也将主动做出能动性调适，信息技术将被嵌入原有的家庭结构和社群结构，作为传统养老的有效补偿机制（贾玉娇、王丛，2020）。

6. 智慧养老五大主题之间的逻辑结构关系

本研究采用了机器分析和人工阅读相结合的方法，提炼了智慧养老的五个关键主题，即公共系统、社会系统、家庭系统、智能养老技术及老年主体。五个研究主题之间并不是孤立的，而是具有系统性关联。公共系统包括各级政府、相关政府职能部门；社会系统是指机构、社区等通过多种方式满足养老服务需求，包括机构、社区、居家、医养结合等养老服务组织；

家庭系统是指老年人的家庭成员、亲属等提供的社会支持；智能养老技术是指以数据算法为支撑的智能化服务系统，包括养老信息（数据）收集、养老信息管理、养老信息使用等多个主体，本部分统称为"智能养老技术"。

在公共系统方面，基于养老服务的特殊属性，政府相关部门在养老服务供给中扮演着政策制定者、规制执行者和兜底补贴者三重角色。一方面，在技术嵌入过程中，老年人养老服务需求可以通过大数据精准获得；养老服务组织可以通过地理信息系统（Geographic Information System，GIS）进行供需匹配，提高政府公共服务治理能力。另一方面，技术嵌入会产生负向影响，政府应规避或监测智能服务可能产生的风险，如资金监管、信息保密、伦理安全等问题。在社会系统方面，在信息化背景下，基于大数据算法优势，社区机构养老服务组织可以突破物理边界延伸至家庭、老年人周边，将线上与线下服务相结合，发挥自身最大效能；家庭系统与智能养老技术连接，弥补了割裂的"家"空间，形成了子女与父母间的新型互动机制。除此之外，随着智能传感技术的广泛应用，智慧家庭功能也将逐步嵌入原有的家庭空间，以提高老年人独立生存的能力。上述公共系统、社会系统、家庭系统与智能养老技术深度融合，以老年人自主性和需求为核心，搭建共建、共生、共享的可持续生态网络，提高养老服务系统整体的服务能力。

四 数字化养老服务发展的方向和趋势

在关键词聚类分析基础上，本研究进一步利用 CiteSpace 软件的突发性探测功能，得到突现性最强的 25 个关键词。根据每个关键词的突现强度（突现强度越高，受关注程度度越高）及其出现和消失的年份，本研究重点分析 2016 年以来突现的 12 个关键词，探讨智慧养老领域未来的发展趋势（见图 11-5）。

（一）医养结合与智能养老技术的融合

2016 年，"医养结合"这个关键词突变强度提高，说明医养结合成为新时期养老领域的新问题。2015 年，《国务院办公厅转发卫生计生委等部门关于推进医疗卫生与养老服务相结合指导意见的通知》对医养结合问题作了具体阐释，即"目前有限的医疗卫生和养老服务资源及彼此相对独立的服务体系远远不能满足老年人的需要，迫切需要为老年人提供医疗卫生与养

医养结合	2016	1.76 2018	2019	
医养融合	2018	1.08 2018	2020	
健康养老	2018	0.96 2018	2019	
双边市场	2019	1.87 2019	2020	
养老产业	2017	1.55 2019	2021	
大数据	2017	1.46 2019	2020	
信息协同	2019	0.93 2019	2020	
产品设计	2019	0.93 2019	2020	
伦理风险	2020	0.79 2020	2021	
医疗保险	2021	1.12 2021	2023	
供需匹配	2021	0.95 2021	2023	
养老政策	2019	0.80 2021	2023	

图 11-5　国内智慧养老研究关键词突现图谱

老相结合的服务"。从问题界定来看，党的十九大之前，养老领域的主要问题是社会化养老服务发展滞后[①]；而到了新的时期，养老领域主要问题被医疗服务和养老服务的结构分割。因为政府职能部门分割，医养结合难题一直很难突破。互联网通过平台、数据、算法等技术革新，将医疗卫生数据与养老服务数据进行整合；通过医疗资源与养老服务融合，利用医疗大数据为老年人提供精准的综合医疗保健与养老照护（王海鹏等，2021），有可能推动医养结合制度创新。

（二）健康养老产业与智能养老技术融合

2018 年以来，"健康养老""供需匹配"等关键词突现强度较高，这与我国的宏观政策导向密切相关。党的十九大提出，"积极应对人口老龄化，构建养老、孝老、敬老政策体系和社会环境，推进医养结合，加快老龄事业和产业发展"；党的二十大提出，"实施积极应对人口老龄化国家战略，发展养老事业和养老产业，优化孤寡老人服务，推动实现全体老年人享有基本养老服务"。这意味着，中国发展到现阶段，老龄事业和产业发展将被提上议事日程。而我国养老服务产业属于新兴产业，本身存在一些固有问题。在产业结构上，产业总量规模大但单体规模小、产业链过短过窄、产业间横向合作少、产业间融合程度低（杨立雄，2017）；在服务供给上，服

---

① 《国务院办公厅关于印发社会养老服务体系建设规划（2011—2015 年）的通知》，https://www.gov.cn/govweb/xxgk/pub/govpublic/mrlm/201112/t20111227_64699.html。

务资源分散化、碎片化，且信息交流不通畅、供需不匹配（郭正模，2018）。互联网技术的发展为传统养老产业的发展提供了新的契机，养老服务产业供需信息不对称的问题或可能得到有效解决；产业组织结构将更加扁平化，产业间的整合程度可得到提高（李扬荻、李彦章，2018）。同时，互联网技术将构建一种全纳产业链，需求信息、原料采购、智能制造、物流网配送、服务体验将被纳入网络化的生产组织（江小涓，2017）。政府向智慧养老产业引入多种社会资源，推动智慧养老产业的发展及智慧养老服务市场的培育，可以为实现高质量、全覆盖的智慧养老产业奠定坚实基础（吴雪，2021）。

（三）信息福利与老年人数字鸿沟问题

经过十多年的发展，智慧养老理念已成功转化为实践，通过云计算等先进信息技术手段对老年人的服务需求进行准确分析和预测，养老机构和照护人员可以及时匹配老年人的服务需求（李力等，2023），增进老年人的健康福祉（伍麟、张莉琴，2022）。然而，从总体上说，数字鸿沟仍然阻碍老年群体获得信息红利。杨菊华（2019）认为，"智慧康养"中的"智慧"不仅仅是技术层面的，在重视平台营造的同时，不能忽视对老年人自身需求的了解以及对老年人使用智能产品能力的建设。城乡二元结构使城市老年群体与农村老年群体之间产生了数字鸿沟，经济条件、受教育程度及网络基础设施建设悬殊导致农村老年群体在信息技术获取方面的劣势，因此，在智慧康养的推进过程中，忽视农村老年人的特殊情况，将会进一步拉大城乡之间的差距，加剧农村老年群体的数字贫困。

（四）技术决定取向与社会建构取向的融合研究

目前，智慧养老研究力量主要集中在高校和科研院所，学科背景以公共管理学为主，不同地区的研究相对独立。

本研究通过聚类分析发现，目前智慧养老学术研究主要形成了以南京大学信息管理学院为代表的"大数据"主题、重庆医科大学附属第一医院护理部为代表的"老年科技"主题、东北师范大学为代表的"互联网+健康养老"主题等五个研究分类，其他机构和作者的研究领域没有形成明显的主题，整体网络密度较小，机构和作者的研究领域相对松散，相互之间缺少学术合作。其中，南京大学信息管理学院基于大数据优势，重点研究智能技术研发和应用，偏重技术本身的研究，如智慧家庭、智慧环境的建设；而重庆医科大学附属第一医院护理部关注的"老年科技"主题、东北师范大学关注的"互联网+健康养老"主题，则偏重智慧老龄化研究趋向，重点关注智慧技术如何应用于老年群体的研究。然而，单一取向的研究存在事实偏差，未来智慧养老研究领域越来越需要交叉学科的融合研究。

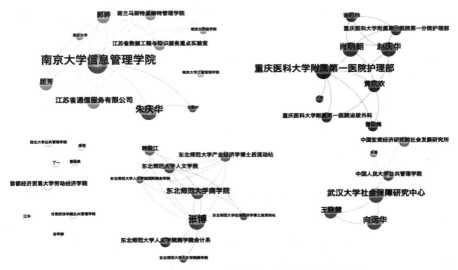

图 11-6　国内发文机构与发文作者共线图谱

五　小结

本研究运用 CiteSpace 软件动态分析了智慧养老领域研究现状、研究热点及研究趋势的变化。从纵向视角来看，智慧养老研究主要经历了概念启蒙期（2004～2013 年）、模式探索期（2014～2019 年）、模式成熟期（2020年至今）三个时期。从政府治理到公共服务供给再到个人消费，数字化渗透到社会生活的各个领域。在智慧养老领域，2019 年以前，学界主要聚焦智慧化内涵、智能技术形态、智慧养老模式理想类型等方面的探讨；2019年以后，随着数字基础设施的普及，老年群体的数字鸿沟问题凸显，众多研究开始转向数字鸿沟及其与传统分层体制之间的关联性。从横向视角来看，本研究提炼了智慧养老的五个关键议题，即公共系统、社会系统、家庭系统、智能养老技术及老年主体。五个研究主题之间并不是孤立的，而是具有系统性关联。老年人居于智慧养老服务供给系统的中心位置，与传统养老服务体系不同。从智慧养老治理结构来看，公共系统起着核心的价值导向和规制作用，可以引导社会系统、家庭系统与智能养老技术系统深度融合，以老年人自主性和需求为核心，搭建共建、共生、共享的可持续生态网络，提高养老服务系统整体的服务能力。

本研究通过文献分析发现了现有研究的不足。首先，研究议题要着重关注智能养老技术与实践的融合发展。智慧养老终端产品是满足用户需求、实现养老服务价值共创的重要途径，将人工智能、物联网等新兴技术与养老实践相结合，通过智能养老技术创新解决养老服务中的问题。然而，这种融合并不是简单地将技术叠加到现有养老服务中，而是需要理解中国社会的制度和文化背景，如中国社会的组织机制、家庭养老模式、家庭孝道观念等。技术研究领域存在两种研究路径，分别为"技术决定论""社会建构论"。其中，"社会建构论"着重强调技术是社会组织转型的动力，同时被原有的社会基础、制度基础形塑。目前，缺乏从深层次探讨互联网智能技术嵌入养老服务体系的过程性研究。

其次，研究理论要注重整合和建构具有中国特色的智慧养老理论体系。国内智慧养老研究主要依靠引入国际及其他学科领域的成熟理论模型，管理学、社会心理学、经济学等领域的理论为研究提供了部分理论框架，导致国内智慧养老研究的理论生成和创新发展缺少内生动力（刘婵君等，2023）。未来，研究人员应重视基于中国实践经验的案例研究，总结出可供借鉴的经验及模式，并结合现有理论模型进行比较验证，逐步形成根植于中国本土实践和文化背景的智慧养老理论体系，为推行智慧养老提供更切实可行的理论指导。

最后，研究方法要重视定量研究与定性研究相结合。既有智慧养老领域的研究多是依靠主体观察、归纳及实践经验积累的定性研究，缺乏基于定量模型的统计分析、建模模拟研究。智慧养老是依托大数据、互联网等的智能养老，在运行过程中需要精准识别老年用户需求、整合分享养老信息，从而为老年群体提供多样化的养老服务，因此更需要依托定量模型演绎智慧养老的实施效果。未来研究应持续关注国内外研究方法的进展，尝试更多复杂化、多元化的研究方法，深入阐释智慧养老服务体系和运行机制。

第十二章
数字技术、数字鸿沟与社会调节机制

家庭系统、社会系统和公共系统是围绕老年人服务的三个关键系统，互联网技术的发展只有嵌入三个系统，才能发挥应有的作用。从互联网技术与组织的嵌入过程来看，家庭的物理边界首先被打破，子女通过智能设备创造了线上的"家庭空间"，远程实现照料和看护功能；从社会系统的角度来看，智能平台及设备拓展了社会服务组织的边界，其服务范围已经不再局限于机构内部，通过远程智能设备，社会组织与家庭已实现深度融合；从公共系统来看，通过公共服务平台化，政府、平台、供应商、家属和老年人等多种资源聚合在一起，形成了新型伙伴关系。本研究采用定性研究和定量研究相结合的方法，一方面，探讨技术的建构性价值，不同技术框架、发展逻辑对家庭系统、社会系统和公共系统造成的影响，重点考察互联网技术嵌入下新兴养老服务的组织形态、组织结构及其主体关系；另一方面，试图突破传统技术社会建构的逻辑，思考技术的本体性价值（见图12-1）。

一 数字技术的社会建构与结构张力

（一）数字技术的社会建构

在中国社会，家庭仍然是养老服务的主体，智能平台、在线支付技术普及以后，老年人与子女之间建立了一种基于数字技术的隐性联结。以支付宝亲情卡为例，数字技术被不同家庭赋予不同的社会意义。亲情卡既可以被作为代际交换或馈赠的方式，也可以被作为照料、关怀老年人的可视化工具，还可以被作为构建新的家庭规范的方式。在技术实践中，亲情卡技术并非如设计者预期的那样使用方式较为单一，而是随着子女与老年人关系的变化而变化。这反映了技术与社会的建构关系，技术并不是一个静态的"物"，技术与社会之间存在一个动态演进的关系。

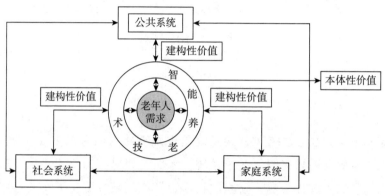

图 12-1　数字技术的双重价值

智能养老技术对政府购买服务的组织方式产生了重要影响。传统上，政府购买服务通常与私人部门或社会组织合作。随着互联网技术和平台组织的发展，政府购买服务转到平台组织，平台组织代理政府遴选服务商、匹配供求资源、监督服务质量。作为一种新型的数字化公共服务供给模式，其优势在于提高了政府的工作效率，提高了市场资源匹配能力；缺陷在于平台服务商需要嵌入政府的行政化服务框架，在一定程度上脱离了市场化平台的运作逻辑，其主要目标替换为满足政府的各类需求，如数据基础设施、平台展示、资金监管等，平台化服务本身的价值可能被消解。由于平台服务商嵌入行政系统，行政化机制取代了市场化机制，平台服务商只能依托政府购买服务资金维持生存，最终可能会造成服务低效率、高成本的问题。

在既有研究中，研究者非常重视技术对社会的建构性，却往往忽略技术的本体性价值。本研究在研究智能养老技术时，将技术自身作为社会系统的行动者，分析其在社会系统中不可或缺的本体性价值，如支付宝亲情卡技术。从技术设计角度来看，亲情卡在一定程度上承担了子女的一部分责任，老年人通过亲情卡支付，技术相当于"手臂"，延长了老年人与子女之间的联结；其次，绑定亲情卡家庭与没有绑定亲情卡家庭的内部权力关系、代际关系存在很大的差异，技术重构了权力关系的边界和方向。在没有绑定亲情卡的家庭中，老年人作为独立的主体，自身具有完整的支付权限；而在由亲情卡联结的两个家庭中，老年人的支付权限部分受限于子女赋予其支付的额度和范围。又如，信息化平台技术。一部分养老机构转化为信息化平台，信息化平台替代了原有机构扮演的统筹者角色，照护人员通过信息化平台对老年人的数据进行筛选和分析；老年人的服务需求通过信息化平台进行传递和匹配。上述过程全部在系统内封闭完成，技术框架替代了服务企业内部的管理规则。在这个意义上，技术（信息系统）本身体现了能动性，它代替管理者收集需求信息，基于需求信息、人员位置信息匹配供给资源。在整套流程中，技术与人力承担了同等重要的功能。

（二）数字技术造成的结构张力

在智能养老技术实践中，一方面，智能养老技术可以赋能老年人与外部环境之间互联互通，老年人可以足不出户享有专业化的服务资源；另一方面，老年人享受专业化服务的前提是在其生活的空间植入信息化、数字化神经网，实时记录其生理与活动指标，实现生理信息数字转化与量化。在这个过程中，老年人的需求被类型化、指标化、技术化，老年人成为被表达、被建构、被技术化的客体对象，而其主体性价值被隐匿了。

在智能养老技术框架中，真正的权力主体常常隐藏于技术设计和技术执行过程中，家庭成员中的年轻人、平台企业和政府可能成为具体情境下的权力主体。这种差异化的权力格局导致数字技术不一定能为老年人自身带来收益。我们发现，并非所有老年人都能从技术中获益，比如，在政府购买服务平台中，由于设计者智能思维固化，技术设计聚焦老年人的生理需求，老年人的心理需求、社会交往、社会参与及自我实现需求则难以得到满足；在智慧养老服务中，片面强调技术，老年人在智能设计和服务传输中缺乏话语权；在亲情卡绑定过程中，子女在亲情卡技术使用上具有更大的话语权，在一定程度上导致家庭权力关系倒置，影响了老年人对互联网使用的信心和期望。综合来说，社会结构、技术框架、代际知识鸿沟等导致数字技术的使用具有不确定性。

二　需求侧数字鸿沟：老年可行能力与排斥机制

人工智能、大数据等技术的应用，可能造成工作两极化、劳动收入差距拉大等社会问题。有研究显示，自动化信息技术快速替代了中产阶层的工作，造成高技能劳动者与低技能劳动者之间的职业分化（Autor et al.，2023）。埃里克·布莱恩约弗森（Erik Brynjolfsson）和安德鲁·麦卡菲（Andrew McAfee）区分了数字资本和实物资本。前者是以信息技术为基本手段、以数据为核心生产要素、以数字平台为载体的新式资本运作模式，后者是以土地、设备、资本等生产要素生产物品、提供服务的传统资本运作模式。研究表明，数字资本的回报率远高于实物资本的回报率，同时数字资本往往由少数人掌握，导致财富和收入高度集中（布莱恩约弗森、麦卡菲，2014）。

关于数字化与社会排斥机制，有三种主要的核心观点。一是信息租金的攫取。斯拉沃热·齐泽克认为，数字平台公司建立在社会公地私有化基础上，脸书、谷歌、亚马逊等数字平台，实质是在私有化社会公地资源的过程中，依赖寻租实现商业利益变现，而社会公地资源意指人类公共知识或关系的积累，在不同数字场景中显示出来，平台依赖公地资源匹配提升了效率，进而获得了信息租金，掌握信息资源的主体因此获得了垄断性利润，这是信息化社会排斥的基础（Zizek，2020）。二是生产体制的分化。贾开（2023）认为，信息化时代生产体制从"福特主义"（Fordism）转向了"后福特主义"（Post-fordism）。"福特主义"是以市场化为导向、以分工和专业化为基础、以较低产品价格为竞争手段的大众生产模式，而"后福特主义"是以满足个性化需求为目的、以信息和通信技术为基础、生产过程和劳动关系具有灵活性（弹性）的生产模式。他以"福特主义-后福特主义"为分析框架，提出了"数字福特主义"和"数字后福特主义"的概念。他的研究揭示了技术革新背景下生产组织结构的多重可能性，并在此基础上分析不同生产组织结构对社会分化的差异化影响。"福特主义"的分化主要源于管理者与一线生产者的权力分化，而"后福特主义"的分化主要源于高技能、多技能工人在生产成果分配中占据有利地位。高技能、多技能工人与低技能工人的分化成为社会分化的新问题（贾开，2023；蒋余浩，

2023）。三是数字鸿沟与个人信息能力。阿马蒂亚·森最早提出"可行能力"，包含经济、政治、文化、社会参与、防护性保障等多个维度，但是由于时代的局限性，森（2002）没有将信息能力纳入个人可行能力范畴。Gigler（2015）根据森的能力方法制定了一个替代性框架，将信息能力嵌入可行能力分析框架，研究信息与传播技术的使用在多大程度上可以提高弱势群体可行能力，最终提高人们的人文和社会能力（human and social capabilities）。刘佳（2023）以罗尔斯的分配正义理论为研究框架，提出把信息权纳入社会基本善，依此提出信息技术进步下的两个正义原则。第一个原则被运用在基本社会结构的安排中，确保人们拥有信息访问权；第二个原则的运用应确保所有社会群体获得接触信息基础设施和信息技术培训的机会，并主张通过革新知识产权制度、数字权益分配机制选择多种技术路线，在基本社会经济结构的安排中，最大限度地改善最不利群体的生活状况。

数字鸿沟最初是指不同国家在科技设备接入水平上的差异，即通信和电子技术方面的鸿沟（托夫勒，2006）。出现这种差异是因为，国家在世界经济体系中的综合地位、发展阶段和能力及各方面资源等的差距，导致较强的西方国家拥有更大的互联网话语权。进言之，数字鸿沟体现在地区-地理区域和人群-群体两个维度之间（Yoon et al.，2009）。发达地区有健全的基础设施和较好的经济条件，这些因素促使其互联网的接入程度和水平远高于欠发达地区，如东部地区和西部地区、城市和农村等；不同群体之间的差异则体现为对互联网接受程度和能力不同的群体之间的差异，如收入水平、受教育程度及年龄、认知能力等（陆杰华、韦晓丹，2021；刘翠霞，2021；陈勃、樊国宝，2003；王艳平，2015），这种差异也体现在具有相同基础设施地区的不同人群中。

对于老年人来说，造成数字排斥的第一个原因是身体机能退化及自我效能感下降。行动不便、认知能力下降、视觉和听觉下降，是老年人学习和掌握互联网知识的重大阻碍（马嘉蕾、宋佳莹、高传胜，2023；何铨、张湘笛，2017；王萍，2010）。此外，自评健康同样影响老年人对技术的接受和掌握程度，自我效能越强、自评健康越好、心态越积极的老年人，使用互联网的可能性越大（张伦、祝建华，2013）。造成数字排斥的第二个原因包含传播内容的排斥与疏离（周尚君、谢林杉，2024；王吉、潘彬，2013）。互联网在很大程度上忽略了老年群体。比如，各种各样的互联网经济形式、针对年轻人的各类线上服务、商务及学术范畴的互联网使用等，与老年人的生活相去甚远。这种偏重年轻用户的传播内容和形式，阻碍了老年人获取网络服务，并降低了其对老年人的吸引力。老年人对年轻人较为感兴趣的网络社交、体育、直播等内容并不感兴趣，客观上造成数字排斥。另外，很重要的一点是，在媒体形式多样化的今天，老年人的形象始终是刻板的、负面的：体弱多病、无助、孤独且难以接受新生事物。这种对老年群体的刻板认识对老年人参与和使用互联网造成了很大的阻力。造成数字排斥的第三个原因是对互联网的需求与使用目的不同（韦大伟，2012）。年轻人使用互联网的目的主要是消费、获取金融服务、社交和工作，老年人使用互联网的目的则更多体现在求医问诊及联络亲友等其他方面。因此，老年人与年轻人的需求存在较强的异质性，而互联网在满足老年人需求方面显然存在不足。

以互联网为代表的需求侧数字鸿沟和数字排斥具体体现在四个方面：一是互联网的接入与使用，二是是否掌握了互联网相关的知识和使用技术，三是网络内容偏好和传播方式的排斥，四是使用互联网的目的和行为动机。数字鸿沟不仅限制了老年人获得信息的即时性与全面性，造成信息不对称，而且限制了老年人对风险的感知。与此同时，社会排斥使老年人难以进一步融入公共活动、获得更广泛的社会支持。这些限制进一步阻碍了老年人获取信息并完成再社会化。

三　供给侧数字鸿沟：数字生态下的不平等再生产

在本书框架中，老年人处于整个智慧养老系统的核心位置，而老年人能否从整个系统中获益，取决于一种双向的关系。一是老年人的数字能力，即老年人是否具备跨越数字鸿沟的能力，参与技术框架的构建；二是社会是否赋予老年人跨越数字鸿沟的能力，是否在技术框架中给予老年人足够的参与空间。在现代网络化社会中，后者具有更加重要的意义。早期有关数字鸿沟的研究关注个体或者群体在拥有设备、接入条件、收入状况、受教育程度等方面的差异，表现出以需求侧为中心的特征。对数字鸿沟的治理，除了提高互联网的可及性与质量，还可以在政策领域聚焦对弱势群体与数字移民信息技能和数字素养的培育及提升。虽然研究者很早便强调不能将数字鸿沟理解为物质技术的可及性问题，并摒弃了简单的二元阐释，但是受阶段性技术条件和应用情况的影响，在认识论上，对以互联网为代表的信息技术存在客体化与外化的理解。以资源与挪用理论为代表，互联网在很大程度上被视为外在的客观事物或者亟待掌握与获取的资源，是生活和工作中重要的工具性技术媒介。硬件和软件的迭代发展被视为技术力量的进步，丰富的数字应用反过来对个体提高信息管理能力和数字素养提出了要求（Horrigan，2011），互联网内在的不平等生产和排斥机制并没有受到足够的重视。

信息技术在近20年的发展中取得了长足进步。在社会的数字化转型过程中，随着机器学习、人工智能和大数据分析的广泛应用，信息技术成为当代社会运转的重要驱动力。数字社会在本体论特征上已经接近20世纪末提出的普适计算概念，信息技术趋于融入日常生活和社会背景中，它由外在与物质化的基础设施转变为内在与隐身性的技术嵌入社会结构。事实上，社会性与技术性的边界越来越趋于交织、融合与统一，如今已无法脱离信息技术理解当代的社会结构与社会运行，也无法屏蔽社会性讨论信息技术的发展实践。数字化转型在本体论层面的变化，对传统以个体为代表的需求侧数字鸿沟研究范式提出了挑战。

在自动化加速实现的社会中，大数据、区块链和人工智能的技术实践与应用的复杂程度显然超过了数字鸿沟中二元阐释所能涵盖的范畴。大数据甚至被视为一种整体社会的理性化过程，但它的运作不是平稳和公正的（Couldry，2017）。隐藏在算法背后的结构性不平等，在数据实践过程中更易通过再生产社会不平等建构合法化的差异（Leurs et al.，2017）。社会转型的数字化程度越高，越容易产生数字时代的社会排斥。在显性维度，如今的数字丰度意味着"不连线"的个体有极大的风险被社会、文化和经济主流排斥，数字设备与信息素养成为基本的社会需求；在隐性维度，弱势群体的特征与需求无法在信息技术的开发阶段受到重视，不平等与排斥内嵌在数字产品与服务的开发和应用环节，最终带来物质性的后果（见图12-2）。

互联网接入的社会分化反映了社会分层的结构特点，接入的普及虽然会解决一部分数字鸿沟问题，但是不平等问题不会因此消失（Park，2017）。老年人在当代数字生态中更容易受到供给侧数字鸿沟的影响。早期有关数字鸿沟的研究，将老年人的互联网使用情况概括为"银色数字鸿沟"。研究者认为，除硬件设备的可及性之外，网络技能不足与将网络理解为属于年轻人事物的认知，导致老年人缺乏使用互联网的兴趣（Millward，2023），且老龄化过程中认知能力的下降，是影响老年人互联网使用的重要因素（Huxhold et al.，2020）。通过顶层制度设计充分调动各种资源，开展线上与线下的适老化建设，建立整合社区与社会的数字融入支持体系（陆杰华、韦晓丹，2021），提升老年人对互联网的积极认知（高文珺等，2019），被视为弥合"银色数字鸿沟"的有效举措。

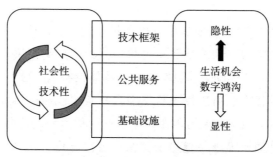

图 12-2　新数字生态下的供给侧数字鸿沟

但是，除个人因素之外，数字性与社会性的融合统一、内嵌的不平等与排斥，在供给侧扩大并强化了"银色数字鸿沟"。数字化平台组织普遍存在年龄偏见或者老年歧视，许多互联网产品和服务不仅忽视老年人，而且也不重视老年人的群体特征与需求。甚至数字社会普遍存在一种数据健全中心主义趋向，它将产品或者应用的使用者假定为具备数字技能和身体健全的个体（Charitsis & Lehtiniemi，2023）。不自觉地以这种意识设计和建设数字应用，对人类多样性及特殊群体的漠视，将一部分人"自动"排除出服务对象的范围。数字歧视与排斥反映了当代数字社会暗含的风险与问题，可能成为扩大数字社会不平等的源头，以更隐蔽的方式加深新技术背景下的数字鸿沟。

从生产机制来看，在数字平台形成的生态系统中，年龄歧视和排斥形成了一个闭合环路，其具有隐身性的特点，很难通过数字平台自身的技术实践进行改变。借助人工智能和机器学习技术，数字平台根据用户网络行为衍生的海量数据进行分析、设计和改良产品。老年人等信息弱势群体数量偏少，且多使用老旧硬件设备，其行为轨迹数据并没有被数字平台内嵌的追踪记录系统充分地采集汇总。由于代表这一群体的数据缺乏，其需求无法在产品和服务的开发阶段得到重视（Ragnedda & Ruiu，2020）。

数字平台的封闭回路对老年人的排斥，在一定程度上反映了大数据分析和决策的局限性。社会总体上对大数据实践存在误读，相信数据自己能说话（Kitchin，2014）。并且，除数字平台的封闭性之外，还存在难以回避的社会性影响。数字技术的开发者和参与者多为年轻人（包含年轻子女），收入与受教育程度一般高于社会平均水平，其社会经济地位与文化偏好易在产品开发进程中忽视老年群体的经验与需求（Rosales，2020）。数字平台看似完备与高效的数据运行回路，实际上存在"自动"生产系统性社会排斥与不平等的风险。

在新数字生态下，数字鸿沟研究亟须新的理论范式。聚焦供给侧数字鸿沟，研究者面临三重挑战。首先，相比于对个体信息素养或者社会经济状况的考察，供给侧数字鸿沟更具有隐蔽性。信息技术融入工作和生活，数字设备体积更小、速度更快、效能更高，已经成为社会中不易被察觉的基础设施。其次，供给侧数字鸿沟对研究者提出了新的技术要求。基于大数据的自动化分析与决策，代码化的技术语言遮蔽了数字产品与服务可能内嵌的不平等与排斥，对其解构与分析要求研究者具备对软件或者信息系统进行审计研究的能力。最后，数据生产者和持有者之间存在不对称的权力关系。虽然用户行为衍生了海量的数据，但是"数据寡头"或者"数据利维坦"的存在，不仅使大数据不易被获取，而且使大数据难以直接用于公共目的的科学研究。

四　跨越供给侧数字鸿沟：迈向公平公正的 数字社会

网络需求增长与数字化进程加速凸显了跨越供给侧数字鸿沟的重要性。对供给侧的调整与干预，在治理逻辑上可以转被动为主动，由个体的被动适应转为数字社会发展的主动包容。在技术框架、公共服务、数字服务三个维度，缩小与弥合鸿沟、贯彻以人为本的价值理念、通过包容性设计实现数字服务无障碍化、对技术框架的治理捍卫基本的公共价值是跨越新数字生态下供给侧数字鸿沟、构建公平公正的数字社会的关键（见图12-3）。

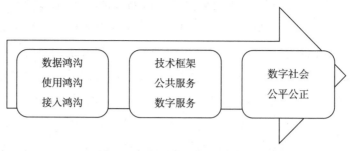

图 12-3　跨越供给侧数字鸿沟

（一）贯彻以人为本的核心价值：发展均等化与包容性的公共服务

惠及民生是我国信息化战略的重要方针之一，对于政府与公共服务的数字化转型来说，服务的普遍化与均等化是发展方向。一方面，政府应转变思维，从以自身为中心转为以公民为中心。针对数字政府基础设施的形式化和过度数字化等局限，以公民为中心的价值取向代表了传统政府治理思维的转变，更强调公民的使用感和服务体验的提升，是我国政府数字化转型的重要逻辑（钟伟军，2019）。

公共服务的普遍化与均等化既要顾及大多数人的利益，也要充分考虑不同群体的特征和需求，在提供高效能和精准化服务的同时，避免老年人因接入和使用困难而被排斥在公共服务之外。推动老年人共享数字时代的红利，不仅需要提升老年人的数字素养，还需要在科技领域贯彻以人为本的价值理念（朱耀垠，2020）。尤其是在新数字生态下，表现为无意识的年龄歧视与数据健全中心主义对弱势群体产生的隐性自动排斥，这也对供给侧的开发设计与服务提出了要求。

（二）鼓励供给侧的包容性设计：推进数字服务的发展

以科技和信息技术赋能生活，通过发展智慧养老与数字辅助性应用设备提高老年人独立生活能力和生活质量的举措，在老龄与福利政策领域的重要性日益凸显。但是，相比于专门化的养老产品和辅助应用，日常生活中普遍化的数字应用和服务对供给侧提出了要求。老年群体数字鸿沟的形成，在开发阶段便在很大程度缺少对用户群体多样性与包容性的设计考量。供给侧数字产品的开发与服务供给，应鼓励推进落实无障碍设计，以数字技术赋能存在网络使用障碍的老年群体。

早期信息无障碍化建设侧重于关注网络内容的普遍可及性，随着信息技术与社会生活的高度整合，单纯聚焦信息内容的可及性已经不足以应对数字时代的生活要求。当数字化成为基本的生活形态时，无障碍化应该成为数字产品与服务供给的标配，从政府门户网站信息的无障碍建设扩容为公共服务领域的数字无障碍建设，并逐渐将无障碍化的设计理念渗透到日常数字应用与服务中。

在数字应用和服务中嵌入适老化和辅助性功能，可以充分激发老年人参与和融入数字社会的能动性。近年来，数字供给侧的无障碍建设越来越受到重视，呈现向纵深领域发展的趋势。2019 年 11 月，北京市人民政府办公厅印发《北京市进一步促进无障碍环境建设 2019—2021 年行动方案》，从媒体服务与生活服务两个方面，对政府网站、公共服务应用程序和电商平台实施无障碍建设与改造。2020 年 12 月，上海市信息服务业行业协会等组织在人工智能开发者大会上倡议从供给侧消弭数字鸿沟，在软件开发和服务供给方面为老年人带来更多便利。2021 年，深圳市发布《深圳经济特区无障碍城市建设条例》，将无障碍信息交流建设纳入智慧城市建设规划，规定涉及社会公共服务的网站应符合无障碍标准，并鼓励开发无障碍应用程序，帮助老年群体融入数字社会。

（三）完善技术框架：社会伦理与公共价值的数字化转换

数字社会技术性与社会性的交织融合，在服务应用等方面决定了信息和资源的分配，对每个人的生活机会与质量都产生了重要影响。社会的数字化转型应以包容性发展为目标，将全体公民作为信息传播与服务供给的中心，而非使掌握数字资本较多的优势群体获益。算法与代码是数字社会底层的基础性架构，针对数字平台利用大数据和人工智能产生系统性社会不平等与排斥的风险，政府应对隐性数字鸿沟难题进行破解。

首先，加强算法治理的顶层设计。在"代码即法律"的数字时代，算法与代码需要捍卫基本的公共价值，实现社会伦理与价值的数字化转换，消除技术代码与社会价值代码之间的鸿沟。政府通过顶层设计加强算法与代码的审计工作，以跨部门和多元主体参与的协同治理方式进行技术干预，保障老年群体的基本权益，守护社会底线，实现数字平台的公平公正。

其次，打破数字平台的数字偏见。针对易受到忽视的年龄歧视与数据健全中心主义，亟待破解因数据实践封闭环路而产生的不平等生产机制，对隐身的群体提供数字赋能。在新数字生态中，数据不平等积累给信息弱势群体带来不利，应通过供给侧的包容性设计，将以往隐身的群体激活并纳入数字平台的运行实践。以政府购买服务平台为例，政府应给予老年人充分的选择权，将基本养老服务补贴直接发放给老年人（而非平台），由老年人决定向哪类平台企业购买何种服务，规避平台企业垄断财政资源造成的低效率。在给予老年人共享数字化发展红利的同时，纠正数字平台闭合环路中数据不平等引发的排斥生产机制，进而推动数字生态的健康发展与良性循环。

最后，提升科技企业的伦理素养。信息技术的迭代升级不仅对民众的信息素养提出了更高要求，而且对技术人员的责任伦理也提出了更高要求。在提供信息技术和数字服务的供给侧，开发者与技术人员的信息素养不仅包括专业技术能力，还包括社会责任与科技伦理方面的内容。只有通过增强开发者与技术人员的社会责任意识和科技伦理自觉，在数字产品和服务设计、运营、维护中规避数字异化的风险，才能真正实现以人为本的价值理念。

参考文献

白玫，2016，《智慧养老：养老体系需要顶层设计》，《江苏商论》第 3 期。

布莱恩约弗森，埃里克、安德鲁·麦卡菲，2014，《第二次机器革命》，蒋永军译，中信出版集团。

曹莹、苗志刚，2018，《"互联网+"催生智慧互助养老新模式》，《人民论坛》第 8 期。

陈勃、樊国宝，2003，《老年人传媒接触状况的调查与分析》，《社会科学》第 12 期。

陈龙，2022，《两个世界与双重身份——数字经济时代的平台劳动过程与劳动关系》，《社会学研究》第 6 期。

陈婉珍、何雪松，2017，《大数据驱动的社会工作：前景与挑战》，《社会科学》第 7 期。

陈文秀、石懿，2021，《"十四五"时期智慧社区养老发展影响因素及其对策研究》，《经济研究参考》第 9 期。

陈悦、陈超美、刘则渊、胡志刚、王贤文，2015，《CiteSpace 知识图谱的方法论功能》，《科学学研究》第 2 期。

程雁、孙志明，2021，《供给侧改革视角下基于社区的"医养+康养"新路径思考》，《卫生软科学》第 3 期。

董红亚，2019，《技术和人文双维视角下智慧养老及其发展》，《社会政策研究》第 4 期。

杜春林、臧璐衡，2020，《从"碎片化运作"到"整体性治理"：智慧养老服务供给的路径创新研究》，《学习与实践》第 7 期。

杜鹏、汪斌，2020，《互联网使用如何影响中国人生活满意度？》，《人口学刊》第 7 期。

芳汀，简，2010，《构建虚拟政府：信息技术与制度创新》，邵国松译，北京：中国人民大学出版社。

费孝通，1983，《家庭结构变动中的老年赡养问题——再论中国家庭结构的变动》，《北京大学学报》（哲学社会科学版）第 3 期。

费孝通，2007，《乡土中国》，上海人民出版社。

封铁英、黑晓燕，2024，《养老机构服务智慧化转型驱动因素组态与路径识别——基于模糊集的定性比较分析》，《西安交通大学学报》（社会科学版）第 3 期。

傅瑜、隋广军、赵子乐，2014，《单寡头竞争性垄断：新型市场结构理论构建——基于互联网平台企业的考察》，《中国工业经济》第 1 期。

高鹏、陈佳、黄秀娟，2023，《医保药品目录改革、健康改善与医疗服务利用》，《保险研究》第 1 期。

高奇琦，2023，《国家数字能力：数字革命中的国家治理能力建设》，《中国社会科学》第 1 期。

高文珺、何祎金、朱迪、王晓冰，2019，《中老年社会心态与互联网生活》，社会科学文献出版社。

高雅祺，2022，《独居老人主观幸福感影响因素分析——基于 CGSS 2017 年的数据》，《科技和产业》第 12 期。

郜鑫鑫，2023，《数智赋能互助养老：内在逻辑、现实困境及实现路径》，《卫生软科学》第 12 期。

顾昕，2011，《行政型市场化与中国公立医院的改革》，《公共行政评论》第 3 期。

郭正模，2018，《我国老龄产业的市场供给特点、运作机制及能力提升途径探讨》，《老龄科学研究》第 4 期。

何铨、张湘笛，2017，《老年人数字鸿沟的影响因素及社会融合策略》，《浙江工业大学学报》（社会科学版）第 4 期。

何艳玲，2016，《分享经济下"互联网+家庭式"共享养老模式》，《中外企业家》第 32 期。

胡洪曙、鲁元平，2012，《收入不平等、健康与老年人主观幸福感》，《中国软科学》第 11 期。

胡黎明、王东伟，2007，《新型数字化居家式养老社区解决方案》，《智能建筑》第 11 期，第 20~21 页。

胡湛、彭希哲、吴玉韶，2022，《积极应对人口老龄化的"中国方案"》，《中国社会科学》第 9 期。

黄荣贵、桂勇，2009，《互联网与业主集体抗争：一项基于定性比较分析方法的研究》，《社会学研究》第 5 期。

黄晓春，2010，《技术治理的运作机制研究——以上海市 L 街道一门式电子政务中心为案例》，《社会》第 4 期。

黄晓春、周黎安，2017，《政府治理机制转型与社会组织发展》，《中国社会科学》第 11 期。

纪竞垚，2022，《强化应对人口老龄化的科技创新支撑》，《老龄科学研究》第 2 期。

贾开，2023，《"数字福特"与"数字后福特"——共同富裕视野下数字生产组织结构的再选择》，《开放时代》第 5 期。

贾玉娇、王丛，2020，《结构二重性视角下智慧居家养老服务体系释析——从"人际隔阂"到"人际融合"》，《社会科学战线》第 12 期。

江克忠、陈友华，2016，《亲子共同居住可以改善老年人的心理健康吗？——基于 CLHLS 数据的证据》，《人口学刊》第 6 期。

江小涓，2017，《高度联通社会中的资源重组与服务业增长》，《经济研究》第 3 期。

蒋余浩，2023，《数字经济、参与式发展和技术路线可选择性——共同富裕战略的初步思考》，《开放时代》第 5 期。

靳永爱、赵梦晗，2019，《互联网使用与中国老年人的积极老龄化——基于 2016 年中国老年社会追踪调查数据的分析》，《人口学刊》第 6 期。

克莱珀、罗伯特、温德尔·琼斯，2003，《信息技术、系统与服务的外包》，杨波等译，电子工业出版社。

克罗齐埃、米歇尔、埃哈尔·费埃德伯格，2007，《行动者与系统——集体行动的政治学》，张月等译，世纪出版集团、上海人民出版社。

李建新、骆为祥，2007，《社会、个体比较中的老年人口生活满意度研究》，《中国人口科学》第 4 期。

李洁，2024，《多重社会时空下的"有限自主性"——互联网平台日常保洁家政劳动研究》，《妇女研究论丛》第 1 期，第 43~60 页。

李力、赵红梅、樊俊杰、马宝英、张丹，2023，《"互联网+"智慧养老对策的研究》，《现代营销》（上旬刊）第 11 期。

李荣誉、刘子曦，2024，《社会学视野下的货币研究与当代议题——兼谈中国数字支付带来的社会学思考》，《南开学报》（哲学社会科学版）第 4 期，第 19~34 页。

李新瑜、王诗颖、王思齐、孙紫阳、徐朱瑶，2023，《中国智慧养老领域的研究热点、趋势与展望——基于 CiteSpace 的文献计量学研究》，《科技和产业》第 22 期。

李燕鸽，2019，《老年人智慧养老服务需求及其影响因素分析——基于对河南省开封市的调查》，《忻州师范学院学报》第 4 期。

李扬荻、李彦章，2018，《"互联网+"养老产业的供给侧改革》，《开放导报》第 1 期。

刘婵君、李爽、郭锦言，2023，《国内外智慧养老研究比较分析：议题选择、理论分野与方法取向》，《电子政务》第 9 期。

刘翠霞，2021，《数字化融入差异：代际数字鸿沟的反思与测量——基于 CGSS 2017 数据的探索性实证分析》，《南通大学学报》（社会科学版）第 5 期。

刘河庆、梁玉成，2023，《透视算法黑箱：数字平台的算法规制与信息推送异质性》，《社会学研究》第 2 期。

刘佳，2023，《信息技术的分配影响与制度变革——以罗尔斯分配正义理论为研究框架》，《开放时代》第 5 期。

刘军强、熊谋林、苏阳，2012，《经济增长时期的国民幸福感——基于 CGSS 数据的追踪研究》，《中国社会科学》第 12 期。

刘凯、许军、夏旭，2016，《数据可视化分析软件 CiteSpace 在自测健康研究中的应用》，《中国医学物理学杂志》第 12 期。

刘汶蓉，2020，《当代家庭代际关系研究》，社会科学文献出版社。

刘奕，2021，《从资源网络到数字图谱：社区养老服务平台的驱动模式研究》，《电子政务》第 8 期。

龙玉其，2023，《智慧居家养老服务协同治理的逻辑机理与实践路径》，《行政管理改革》第 7 期。

卢盛峰、赵妍，2023，《中国公共教育和医疗卫生服务受益归宿测度——来自时空站点大数据的新证据》，《财经问题研究》第 8 期。

陆杰华、韦晓丹，2021，《老年数字鸿沟治理的分析框架、理念及其路径选择——基于数字鸿沟与知沟理论视角》，《人口研究》第 3 期。

闾志俊，2018，《"互联网+"背景下智慧养老服务模式》，《中国老年学杂志》第 17 期。

吕鹏、周旅军、范晓光，2022，《平台治理场域与社会学参与》，《社会学研究》第 3 期，第 68~91、227~228 页。

马凤领、李明杰，2011，《加快科技创新推进科技养老》，载中国康复研究中心《第六届北京 国际康复论坛——截肢与康复工程分论坛论文集》，国家康复辅具研究中心，第 64~66 页。

马嘉蕾、宋佳莹、高传胜，2023，《互联网使用对老年人健康不平等的影响："数字鸿沟"还是"数字红利"？——基于人力资本和社会资本的调节作用》，《兰州学刊》第 11 期。

马萍，2022，《数字治理视角下智慧居家养老服务平台的特质、问题及其优化之策》，《人口与社会》第 38 期。

马驰、秦光荣、何晔晖、王乃坤、李路、郑功成、于建伟、刘新华、朱恒顺、杜榕，2017，《关于应对人口老龄化与发展养老服务的调研报告》，《社会保障评论》第 1 期。

马修曼，史提夫，2023，《技术与社会理论》，王志弘、高郁婷译，新北：群学出版有限公司。

梅仪、华晔，2023，《面向差异化需求的多元养老服务模式分析》，《中国管理科学》第 8 期。

梅祖培，1983，《老龄问题研究：老龄问题世界大会资料辑录》，中国对外翻译出版公司。

穆光宗，2004，《老龄人口的精神赡养问题》，《中国人民大学学报》第 4 期。

孟天广、赵娟，2018，《大数据驱动的智能化社会治理：理论建构与治理体系》，《电子政务》第 8 期。

彭希哲、吕明阳、陆蒙华，2019，《使用互联网会让老年人感到更幸福吗？——来自 CGSS 数据的实证研究》，《南京社会科学》第 10 期。

邱泽奇，2005，《技术与组织的互构——以信息技术在制造企业的应用为例》，《社会学研究》第 2 期。

屈芳、郭骅，2017，《"物联网＋大数据"视阈下的智慧养老模式研究》，《信息资源管理学报》第 4 期。

冉晓醒、胡宏伟，2022，《城乡差异、数字鸿沟与老年健康不平等》，《人口学刊》第 3 期。

萨瓦斯，2002，《民营化与公司部门伙伴关系》，周志忍等译，中国人民大学出版社。

森，阿马蒂亚，2002，《以自由看待发展》，任赜、于真译，中国人民大学出版社。

沈可、程令国、魏星，2013，《居住模式如何影响老年人的幸福感？》，《世界经济文汇》第 6 期。

史云桐，2012，《网络化居家养老：新时期养老模式创新探索》，《南京社会科学》第 12 期。

司晓、曹建峰，2017，《论人工智能的民事责任：以自动驾驶汽车和智能机器人为切入点》，《法律科学》（西北政法大学学报）第 5 期。

苏炜杰，2024，《论居家养老服务中的政府担保责任》，《南开学报》（哲学社会科学版）第 2 期。

苏治、荆文君、孙宝文，2018，《分层式垄断竞争：互联网行业市场结构特征研究》，《管理世界》第 4 期。

田丰、郭冉、张书琬，2022，《唤醒"消失"的主人——数字时代的网络"适老化"研究》，社会科学文献出版社。

田钦瑞、李桥，2024，《养老机构智慧化水平测度：理论与实证》，《中国全科医学》第 7 期。

托夫勒，2006，《权力的转移》，中信出版社。

王成、李东阳、周玉萍，2023，《社区智慧养老服务供给——责任网络、现实约束与机制构建》，《人口与经济》第 1 期。

王迪、王汉生，2016，《移动互联网的崛起与社会变迁》，《中国社会科学》第 7 期。

王海鹏、柴晓芸、盛俊宇、吴学勇，2021，《区域医联体模式下大数据医疗和智慧养老相结合精准服务模式研究》，《中国医院》第 12 期。

王宏禹、王啸宇，2018，《养护医三位一体：智慧社区居家精细化养老服务体系研究》，《武汉大学学报》（哲学社会科学版）第 4 期。

王吉、潘彬，2013，《跨越银色数字鸿沟：老年人信息技术教育初探》，《江苏广播电视大学学报》第 2 期。

王建民，2013，《互联网时代的个体自由与孤独——社会理论的视角》，《天津社会科学》第 5 期。

王健、林津如，2019，《护理机器人补位子女养老的伦理风险及其防范》，《道德与文明》第 3 期。

王晶，2023，《从市场化到行政化：两类养老服务平台的比较分析》，《中国社会科学院大学学报》第 10 期。

王晶，2024，《数字化与社会政策基础——一项文献综述》，《社会政策研究》第 1 期。

王晶、郭冉，2018，《移动互联网的发展与老年生活变迁》，《国家行政学院学报》第 5 期。

王晶、何祎金，2021，《老年公共服务数字化趋势及政府干预策略》，《华南师范大学学报》（社会科学版）第 5 期。

王俊秀，2020，《数字社会中的隐私重塑——以"人脸识别"为例》，《探索与争鸣》第 2 期。

王锴，2023，《嵌入与脱嵌：政府购买服务中的双重管理逻辑》，《北京社会科学》第 10 期。

王锴、林闻钢，2019，《增能视角下我国智慧化养老服务的转型升级》，《理论月刊》第 6 期。

王扩建，2023，《向技术借力：数字赋能社会组织社区养老服务何以可能?》，《中共天津市委党校学报》第 6 期。

王磊，2024，《中国家庭结构变迁的特征趋势与问题研究——基于全国人口普查微观数据的分析》，《北京大学学报》（哲学社会科学版）第 4 期。

王立剑、金蕾，2021，《愿意抑或意愿：失能老人使用智慧养老产品态度研究》，《西北大学学报》（哲学社会科学版）第 5 期。

王萍，2010，《新媒介使用对老年人生活质量的影响》，《理论界》第 10 期。

王荣江，2022，《拉图尔对"technoscience"的界定、使用及其所蕴含的认知意义》，《自然辩证法通讯》第 8 期。

王艳平，2015，《代际数字鸿沟对老年教育的影响》，《宁波广播电视大学学报》第 4 期。

王张华、贺文媛，2021，《智慧养老的伦理风险及其消解》，《天津行政学院学报》第 6 期。

威廉姆森，奥利弗，2011，《市场与层级制》，蔡晓月、孟俭译，上海财经大学出版社有限公司。

韦大伟，2012，《数字鸿沟视角下的中国老年人互联网使用障碍研究》，硕士学位论文，武汉纺织大学。

韦乃凤、韦杏、韦丽珍、诸葛日燕，2020，《京族医药养生养老模式初探》，《亚太传统医药》第 7 期。

魏强、吕静，2021，《快速老龄化背景下智慧养老研究》，《河北大学学报》（哲学社会科学版）第 1 期。

吴婧文、王敏、张小媛、刘茂霞、许佳兰、阎红，2023，《智慧养老的潜在风险及对策》，《现代临床医学》第 6 期。

吴敏、熊鹰，2023，《老年保健品的消费变迁及行为逻辑研究》，《社会发展研究》第 1 期。

吴雪，2021，《智慧养老产业发展态势、现实困境与优化路径》，《华东经济管理》第 7 期。

吴雪，2022，《"十四五"我国智慧养老发展的态势分析与实现路径》，《经济体制改革》第 3 期。

吴莹、卢雨霞、陈家建、王一鸽，2008，《跟随行动者重组社会——读拉图尔的〈重组社会：行动者网络理论〉》，《社会学研究》第 2 期。

吴玉霞、沃宁璐，2016，《我国智慧养老的服务模式解析——以长三角城市为例》，《宁波工程学院学报》第 3 期。

伍麟、张莉琴，2022，《数字技术纾解老年人精神孤独的层级与功能》，《华中师范大学学报》（人文社会科学版）第 1 期。

伍麟、朱搏雨，2022，《乡村数字反哺的代际合作与行为选择》，《中州学刊》第 5 期。

西斯蒙多，瑟乔，2007，《科学技术学导论》，许为民等译，上海世纪出版集团。

向静林、艾云，2023，《数字社会发展与中国政府治理新模式》，《中国社会科学》第 11 期。

谢富胜、吴越、王生升，2019，《平台经济全球化的政治经济学分析》，《中国社会科学》第 12 期。

徐兰、李亮，2021，《互联网+智慧养老：基于 O2O 理念下的社区居家养老服务模式》，《中国老年学杂志》第 12 期。

闫萍、王娟芬、陈知知，2023，《国外智慧养老发展现状及其启示》，《智能社会研究》第 4 期。

阳义南，2023，《全国有多少老年人愿意去机构养老？——潜类别与混合回归模型的经验证据》，《华中科技大学学报》（社会科学版）第 6 期。

杨华、范芳旭，2009，《自杀秩序与湖北京山农村老年人自杀》，《开放时代》第 5 期。

杨菊华，2019，《智慧康养：概念、挑战与对策》，《社会科学辑刊》第 5 期。

杨菊华、刘轶锋，2022，《数字时代的长寿红利：老年人数字生活中的可行能力与内生动力》，《行政管理改革》第 1 期。

杨立雄，2017，《中国老龄服务产业发展研究》，《新疆师范大学学报》（哲学社会科学版）第 2 期。

杨一帆、潘君豪，2021，《老年群体的数字融入困境及应对路径》，《新闻与写作》第 3 期。

姚兴安、苏群、朱萌君，2021，《智慧养老服务采用意愿及其影响因素研究》，《湖北社会科学》第 8 期。

易艳阳，2022，《社区老年服务数字生态中的风险及治理》，《电子政务》第 4 期。

尹艳红，2023，《数字治理助力养老服务的困境与策略》，《行政管理改革》第 6 期。

于潇、孙悦，2017，《"互联网+养老"：新时期养老服务模式创新发展研究》，《人口研究》第 1 期。

俞爱平，2017，《养老服务行业 B2B+B2C 双层众筹融资模式可行性研究》，《中国市场》第 11 期。

泽利泽，维维安娜，2021，《金钱的社会意义》，姚泽麟等译，华东师范大学出版社。

曾润喜、顿雨婷，2017，《健康医疗大数据：理论、实践与应用——中国信息化专家学者"围观基层"系列活动第八站研讨会综述》，《电子政务》

第 1 期。

张雷、韩永乐，2017，《当前我国智慧养老的主要模式、存在问题与对策》，《社会保障研究》第 2 期。

张龙鹏、冯小东、汤志伟，2019，《中国建设智慧社会的现实基础与路径选择——基于技术与制度的分析维度》，《电子政务》第 4 期。

张伦、祝建华，2013，《瓶颈效应还是马太效应？——数字鸿沟指数演化的跨国比较分析》，《科学与社会》第 3 期。

张泉，2020，《智慧养老服务缘何遭遇普及推广难题？——基于青岛市智慧养老服务业的价值网络分析》，《理论学刊》第 5 期。

张鑫，2023，《老年数字鸿沟的生成逻辑与治理策略》，《江苏社会科学》第 6 期。

张洋阳、黄建洪，2023a，《数字技术嵌入虚拟养老的功能偏差及其矫治》，《探索》第 4 期。

张洋阳、黄建洪，2023b，《数字时代虚拟养老的实践逻辑及风险规避——以 Z 市虚拟养老院为例》，《内蒙古社会科学》第 3 期。

张园、连楠楠，2018，《老年人对养老机构智慧养老服务需求与意愿研究——基于包头市的调查》，《经济研究导刊》第 27 期。

张钊、毛义华、胡雨晨，2023，《老年数字鸿沟视角下智慧养老服务使用意愿研究》，《西北人口》第 1 期。

张智慧、苏熠慧，2022，《男性养老护理员的情绪劳动与性别气质展演——以上海"长期护理保险"的社区居家照护为例》，《妇女研究论丛》第 2 期。

赵建国、刘子琼，2020，《互联网使用对老年人健康的影响》，《中国人口科学》第 5 期。

赵一凡、赵玉峰，2023，《智能手机使用对老年人消费的影响及其机制研究——基于 2018 年中国老年社会追踪调查（CLASS）数据的实证分析》，《兰州学刊》第 10 期。

赵一璋、王明玉，2023，《数字社会学：国际视野下的源起、发展与展望》，《社会学研究》第 2 期。

赵奕钧、邓大松，2021，《人工智能驱动下智慧养老服务模式构建研究》，《江淮论坛》第 2 期。

赵洲洋，2022，《智能社会治理中的民众权益保障：困境、挑战与优化》，《社会科学》第 6 期。

郑志来，2016，《共享经济的成因、内涵与商业模式研究》，《现代经济探讨》第 3 期。

中国对外翻译公司，1983，《老龄问题研究——老龄问题世界大会资料辑录》，中国对外翻译出版公司。

钟伟军，2019，《公民即用户：政府数字化转型的逻辑、路径与反思》，《中国行政管理》第 10 期。

周黎安，2016，《行政发包的组织边界　兼论"官吏分途"与"层级分流"现象》，《社会》第 1 期。

周鹏飞、李运明、杨孝光、郭望、向雪梅、张瀚博、裴家兴，2023，《国内外 DRG 研究应用概述和医院开展 DRG 付费方式改革的作用及存在问题探讨》，《卫生软科学》第 2 期。

周尚君、谢林杉，2024，《论数字不平等：理论框架与治理路径》，《社会科学》第 1 期。

周向红、林松涛，2023，《可及性视角下老年数字鸿沟的成因及弥合路径研究》，《上海城市管理》第 6 期。

周晓虹，2015，《文化反哺：变迁社会中的代际革命》，商务印书馆。

周晓虹，2016，《文化反哺与媒介影响的代际差异》，《江苏行政学院学报》第 2 期。

周晓虹，2017，《文化反哺：生发动因与社会意义》，《青年探索》第 5 期。

朱迪，2018，《社交网络中老年生活机会的重构》，载朱迪、何祎金、田丰编《生活在此处：中国社交网络与赋能研究》，社会科学文献出版社。

朱迪、何祎金、田丰编，2018，《生活在此处：中国社交网络与赋能研究》，社会科学文献出版社。

朱海龙，2020，《中国养老模式的智慧化重构》，《社会科学战线》第 4 期。

朱耀垠，2020，《完善数字化时代老年人社会参与的公共政策》，《社会治理》第 9 期。

朱勇，2014，《智能养老》，社会科学文献出版社。

左美云，2014，《"互联网+"养老的内涵、模式与机遇》，《中国公共安全》第 10 期。

左美云，2018，《智慧养老：内涵与模式》，清华大学出版社。

Armstrong, Mark. 2006. "Competition in Two-Sided Markets." *The Rand Journal of Economics* 3.

Arnaert, Antonia & Lucas Delesie. 2001. "Telenursing for the Elderly: The Case for Care via Video-telephony." *Journal of Telemedicine and Telecare* 6.

Autor, D. H., Levy, F., & R. J. Murnane. 2023. "The Skill Content of Recent Technological Change: An Empirical Exploration." *The Quarterly Journal of Economics* 4: 1279–1333.

Ball, S., McGann M., Nguyen P., & Considine M. 2023. "Emerging Modes of Digitalisation in the Delivery of Welfare-to-Work: Implications for Street-Level Discretion." *Social Policy & Administration* 7: 1166–1180.

Barley, Stephen R. 1986. "Technology as an Occasion for Structuring: Evidence from Observations of CT Scanners and the Social Order of Radiology Departments." *Administrative Science Quarterly* 1.

Bijker, W. E. 1995. *Of Bicycles, Bakelites and Bulbs: Toward a Theory of Socio-Technical Change.* Cambridge. MA: MIT Press.

Bijker, W. E. 2010. "How is Technology Made? ——That is the Question！" *Cambridge Journal of Economics* 1.

Breuer, Johannes, Libby Bishop, & Katharina Kinder-Kurlanda. 2020. "The Practical and Ethical Challenges in Acquiring and Sharing Digital Trace Data: Negotiating Public-private Partnerships." *New Media & Society* 11: 2058–2080.

Brockmann, H., J. Delhey, C. Welzel, & H. Yuan. 2008. "The China Puzzle: Falling Happiness in a Rising Economy." *Journal of Happiness Studies*.

Burawoy, M. 1979. *Manufacturing Consent: Changes in the Labor Process under Monopoly Capitalism.* Chicago: University of Chicago Press.

Cabinet Office. 2012. "Digital Landscape Research". https://www. gov. uk/government/publications/digital-landscape-research#fig-6.

Cabinet Office. 2020. "Government Digital Strategy". https://www. gov. uk/government/publications/government-digital-strategy.

Carolyn, W. 2018. "Is It Love or Loneliness? Exploring the Impact of Everyday

Digital Technology Use on the Wellbeing of Older Adults. " *Aging & Society*.

Charitsis, Vassilis & Tuukka Lehtiniemi. 2023. "Data Ableism: Ability Expectations and Marginalization in Automated Societies. " *Television & New Media*.

Couldry, N. 2017. "The Myth of Data. " In M. T. Schafer & K. van (Eds.), *The Datafied Society Study Culture Through Data*. Amsterdam University Press.

Cozza, M., Crevani, L., Hallin, A., & Schaeffer, J. 2019. "Future Ageing: Welfare Technology Practices for Our Future Older Selves. " *Futures* 109: 117-129.

Cozza, M. 2023. "Performing the Care Crisis Through the Datafication of Elderly Welfare Care. " *Information Communication & Society* 27 (4).

Cozza, M. 2024. "Performing the Care Crisis Through the Datafication of Elderly Welfare Care. " *Information Communication & Society* 27 (4).

Dahl, H. M. & Rasmussen, B. 2012. "Paradoxes of Elderly Care: The Nordic Model. " In A. Kamp & H. Hvid (Eds.), *Elderly care In Transition: Management, Meaning and Identity at Work*, pp. 31-49. Copenhagen Business School Press.

Davis, Fred D. 1989. "Perceived Usefulness, Perceived Ease of Use, and User Acceptance of Information Technology. " *MIS Quarterly* 3.

Department of Health. 2020. "Digital Strategy: Leading the Culture Change in Health and Care". https://assets. publishing. service. gov. uk/government/uploads/system/uploads/attachment_ data/file/213222/final-report1. pdf.

Eastman, J. K. & Iyer R. 2004. "The Elderly's Uses and Attitudes Towards the Internet. " *Journal of Consumer Marketing* 3: 208-220.

Elliot, A. J., Mooney, C. J., Douthit, K. Z., & Lynch, M. F. 2013. "Predictors of Older Adults' Technology Use and Its Relationship to Depressive Symptom and Well-being. " *Journals of Gerontology. Series B: Psychological Science and Social Sciences* 68 (3): 417-427.

Evchina, Yulia., Lastra, L., & M. Jose. 2016. "An ICT-driven Hybrid Automation System for Elderly Care Support: A Rehabilitation Facility Study Case. " *Journal of Housing for the Elderly* 1: 52-74.

Fisk, J. Malcolm. 2001. "The Implications of Smart Home Technologies. " In

Peace, M. Shelia & Holland, Caroline (eds.), *Inclusive Housing in an Ageing Society: Innovative Approaches*. Bristol, UK: Policy Press.

Foucault, M. 1997. *Ethics: Subjectivity and Truth*. Harmondsworth: Penguin.

Frey, B. S. & A. Stutzer. 2002. "What Can Economists Learn from Happiness Research?" *Journal of Economic Literature* 40 (2): 402–435.

Gigler, Björn Sören. 2015. *Development as Freedom in a Digital Age: Experiences from the Rural Poor in Bolivia*. Stand Alone Books.

Godfrey, Mary & Owen Johnson. 2008. "Digital Circles of Support: Meeting the Information Needs of Older People." *Computers in Human Behavior* 3: 633–642.

Hilbert, M. 2016. "Big Data for Development: A Review of Promises and Challenges." *Wiley-Blackwell: Development Policy Review* 1: 135–174.

Hoeyer, Klaus. 2023. *Data Paradoxes: The Politics of Intensified Data Sourcing in Contemporary Healthcare*. Cambridge: The MIT Press.

Horrigan, John B. 2011, "What are the Consequence of Being Disconnected in a Broadband-Connected World?" *Daedalus* 140 (4): 39–48.

Huxhold, Oliver, Elena Hees, & Noah J. Webster. 2020. "Towards Bridging the Grey Digital Divide: Changes in Internet Access and its Predictors from 2002 to 2014 in Germany." *European Journal of Ageing* 17 (1): 27–39.

Junestrand, Stefan & Konrad Tollmar. 1999. "Video Mediated Communication for Domestic Environments: Architectural and Technological Design." In *Cooperative Buildings. Integrating Information, Organizations, and Architecture*. Dordrecht: Springer.

Kamp, A. & Hvid, H. 2012. *Elderly Care in Transition: Management, Meaning and Identity at Work*. Copenhagen Business School Press.

Kissoum, Yacine., Sara Kerraoui, & Mohamed L. Bouhaouas. 2014. "Smart Home for Elderly: Moderling and Simulation." Constantine: ICAASE.

Kitchin, Rob. 2014. *The Data Revolution: Big Data, Open Data, Data Infrastructures and Their Consequence*. London: Sage.

Kwong, Y. H. 2015. "Digital Divide: Computer and Internet Use by Elderly People in Hong Kong." *Asian Journal of Gerontology and Geriatrics* 10 (1).

Latour, B. 1986. "Will the Last Person to Leave the Social Studies of Science Please Turn off the Tape-Recorder?" *Social Studies of Science* 3.

Latour, B. 1988. "How to Write 'The Prince' for Machines as well as for Machinations", Bruno Latour's homepage, http://www. bruno-latour. fr/articles/article/036. html, accessed 25 June 2010.

Latour, B. 2000. "When Things Strike Back: A Possible Contribution of 'Science Studies' to the Social Sciences. " *British Journal of Sociology* 1.

Latour, B. 2005, *Reassembling the Social: An Introduction to Actor-Network-Theory*. Oxford: Oxford University Press.

Law, John. 2008. "On Sociology and STS. " *The Sociological Review* 4.

Leidner, Robin. 1993. *Fast Food, Fast Talk: Service Work and the Routinization of Everyday Life*. University of California Press.

Leurs, Koen, Tamara Shepherd, Mirko Tobias Schafer, & Karin van Es. 2017. *The Datafied Society: Studying Culture Through Data*. Amsterdam: Amsterdam University Press.

Lim, S. S. (ed.) 2016. *Mobile Communication and the Family*. Dordrecht: Springer.

López Gómez, Daniel. 2015. "Little Arrangements That Matter. Rethinking Autonomy-Enabling Innovations for Later Life. " *Technological Forecasting and Social Change* 93.

Magnusson, L. , Hanson E. , & Borg M. 2004. "A Literature Review Study of Information and Communication Technology as a Support for Frail Older People Living at Home and Their Family Carers. " *Technology and Disability* 4: 223−235.

Markuse, H. 1995. "Some Social Implications of Modern Technology. " in D. McQuire, *Readings in Contemporary Social Theory: From Modernity to Postmodernity*. Englewood Cliffs: Prentice Hall.

Marshall, Barbara L. & Stephen Katz. 2016. "How Old am I? Digital Culture and Quantified Ageing. " *Digital Culture & Society* 1.

Marx, K. 1978. *The Marx-Engels Reader*, in Robert Tucker (ed.) New York: W. W. Norton.

Marx，K. 1990. *Capital*. Fowkes. Harmondsworth：Penguin.

Marx，Leo. 2010. "Technology：The Emergence of a Hazardous Concept." *Technology and Culture* 3.

Matthewman，Steve. 2011. *Technology and Social Theory*. London：Palgrave Macmillan.

McKenna，K. Y. A. ，Green，A. S. ，& Gleason，M. E. J. 2002. "Relationship formation on the Internet：What's the big attraction?" *Journal of Social Issues* 58（1）：9–31.

Mead，M. 1975. *Culture and Commitment：A Study of the Generation Gap*. New York：Natural History Press.

Millward，Peter. 2023. "The 'Grey Digital Divide'：Perception，Exclusion and Barriers of Access to the Internet for Older People". https：//journals. uic. edu/ojs/index. php/fm/article/view/1066，2023. 5. 31.

Morgan，D. 2011. *Rethinking Family Practices*. Dordrecht：Springer.

National Telecommunications and Information Administration. 2023. "Falling Through the Net：Defining the Digital Divide." Retrieved from https：//ntia. gov/legacy/ntiahome/fttn99/introduction. html（accessed Aug. 20）.

Neil，S. ，Stephen G. ，John F. ，& Louise M. 2003. "Old Adults' Use of Information and Communication Technology in Everyday Life." *Aging & Society* 23：561–582.

Ng，Y. 1996. "Happiness Surveys：Some Comparability Issues and An Exploratory Survey Based on Just Perceivable Increments." *Social Indicators Research* 38：1–27.

Nguyen，Dennis & Bjorn Beijnon. 2024. "The Data Subject and the Myth of the 'Black Box' Data Communication and Critical Data Literacy as a Resistant Practice to Platform Exploitation." *Information，Communication & Society* 2.

Noble，D. 1984，*Forces of Production：A Social History of Industrial Automation*. New York：Knopf.

Olaison，L. 2010. "Creating Images of Old People as Home Care Receivers：Categorizations of Needs in Social Work Case Files." *Qualitative Social Work* 9（4）：499–514.

Orlikowski, Wanda J. 1992. "The Duality of Technology: Rethinking the Concept of Technology in Organizations." *Organization Science* 3 (3): 398 – 427.

Park, Sora. 2017. *Digital Capital*. London: Palgrave Macmillan.

Paul, Langley & Andrew Leyshon. 2017. "Platform Capitalism: The Intermediation and Capitalisation of Digital Economic Circulation." *Finance and Society* 1.

Peine, Alexander & Ellen H. M. Moors. 2015. "Valuing Health Technology-Habilitating and Prosthetic Strategies in Personal Health Systems." *Technological Forecasting and Social Change* 93.

Peine, Alexander & Louis Neven. 2019. "From Intervention to Co-Constitution: New Directions in Theorizing about Aging and Technology." *The Gerontologist* 1.

Peine, Alexander & Louis Neven. 2021. "The Co-Constitution of Ageing and Technology—A Model and Agenda." *Ageing and Society* 12.

Pew Research Center. 2012. "Elder Adults and Internet Use". http://www. pewinternet. org/2012/06/06/older-adults-and-internet-use.

Pew Research Center. 2014. "Older Adults and Techonology Use". https://www. pewresearch. org/internet/2014/04/03/older-adults-and-technology-use/.

Plantin, J. C. & Gabriele de Seta. 2019. "WeChat as Infrastructure: The Techno-Nationalist Shaping of Chinese Digital Platforms." *Chinese Journal of Communication* 12 (3): 257–273.

Ragnedda, Massima & Maria Laura Ruiu. 2020. *Digital Capital: A Bourdieusian Perspective on Digital Divide*. Bingley: Emerald Publishing.

Reeves, Andrew A. , Nigel M. Barnes, Tom Mizutani, & Steve J. Brown. 2007. "A Trial of Telecare for Supporting Care to the Elderly in Liverpool." *Journal of Telemedicine and Telecare* 1: 48–50.

Reisman, D. 2009. *Social Policy in an Ageing Society: Age and Health in Singapore*. Cheltenham: Edward Elgar.

Rosales, Andrea. 2020. "Mireia Fernandez-Ardevol. Ageism in the Era of Digital Platforms." *Convergence* 26 (3): 508–512.

Rostow, Walt W. 1971. *Politics and the Stages of Growth*. Cambridge University

Press.

Saluk, S. 2022. "Datafied Pregnancies： Health Information Technologies and Reproductive Governance in Turkey." *Medical Anthropology Quarterly* 36 (1)： 101–118.

Staiger, Doug & James Stock. 1997. "Instrumental Variables Regression with Weak Instruments." *Econometrica* 65 (3)： 557–586.

Treas, J. 2009. "Age in Standards and Standards for Age." In M. Lampland & S. L. Star (Eds.), *Standards and Their Stories*. Cornell University Press.

Turkle, S. 2012. *Alone Together： Why We Expect More From Technology and Less From Each Other*. New York： Basic Books.

University of York. 2020. "Independent Age. Older People, Technology and Community". https：//www. cisco. com/c/dam/en ＿ us/about/ac79/docs/wp/ps/Report. pdf.

Urray, E. , S. Treweek, C. Pope, et al. 2010. "Normalisation Process Theory： A Framework for Developing, Evaluating and Implementing Complex Interventions." *BMC Medicine* 63.

Welsh Government. 2016. "Delivering Digital Inclusion： A Strategic Framework for Wales". https：//gov. wales/sites/default/files/publications/2019 – 05/digital-inclusion-framework_0. pdf.

Woodward, Joan. 1958. *Management and Techonology*. London： H. S. M. O.

Yoon, C. , Cole C. A. , & Lee M. P. 2009. "Consumer Decision Making and Aging： Current Knowledge and Future Directions." *Journal of Consumer Psychology* 1.

Zizek, Slavoj. 2020. "We Need a Socialist Reset, Not a Corporate 'Great Reset' ". https：//jacobinmag. com/2020/12/slavoj-zizek-socialism-great-reset.

附录
中国智能养老政策发展报告[*]

国家卫生健康委发布的《2021 年度国家老龄事业发展公报》显示，"截至 2021 年末，全国 60 周岁及以上老年人口 26736 万，占总人口的 18.9%；全国 65 周岁及以上老年人口 20056 万，占总人口的 14.2%；全国 65 周岁及以上老年人口抚养比（老年人口数与劳动年龄人口数之比）为 20.8%"。[①] 老年人口基数大、老龄化速度快，高龄、失能、独居、留守等老年群体不断增多。2021 年重阳节前夕，习近平总书记对老龄工作作出重要指示，指出"各级党委和政府要高度重视并切实做好老龄工作，贯彻落实积极应对人口老龄化国家战略，把积极老龄观、健康老龄化理念融入经济社会发展全过程，加大制度创新、政策供给、财政投入力度，健全完善老龄工作体系，强化基层力量配备，加快健全社会保障体系、养老服务体系、健康支撑体系"。[②] 作为积极老龄化重要组成部分的智能养老产业的兴起是为了积极应对人口老龄化的挑战。当前，中国大力发展以先进科学技术为支撑、具有革命性意义的新兴智能养老产业，能够为应对人口老龄化提供一种全新的解决方案，有助于解决当前发展过程中的人口老龄化难题。鉴于当前智能养老对积极应对人口老龄化挑战的重要性，有必要深入探究当前中国智能养老政策发展环境，为更好发展智能养老产业做出可行性分析。

---

*　该报告基于智能养老相关的政策文本进行分析。

①　《〈2021 年度国家老龄事业发展公报〉发布！老年健康服务供给持续强化》，https://www.thepaper.cn/newsDetail_forward_20467411。

②　《习近平对老龄工作作出重要指示》，https://www.gov.cn/xinwen/2021－10/13/content_5642301.htm。

一 我国智能养老政策发展历程

（一）"十二五"——政策初步形成期

"十二五"是我国智能养老政策的初步形成期，也是物联网、大数据等新一代信息技术融入养老服务业的布局阶段，国务院、民政部等有关部门密集出台政策进行部署推进。

"十二五"前期，养老服务信息化建设工作得到重视与加强。2011 年 9 月，国务院印发《中国老龄事业发展"十二五"规划》，提出"加快居家养老服务信息系统建设，做好居家养老服务信息平台试点工作，并逐步扩大试点范围""建立老龄事业信息化协同推进机制，建立老龄信息采集、分析数据平台，健全城乡老年人生活跟踪监测系统"的目标任务。12 月，《国务院办公厅关于转发社会养老服务体系建设规划（2011—2015 年）》，对"十二五"老龄规划目标任务进行了细化完善，针对居家养老服务信息化建设原则、服务方式内容给出了具体指导意见，要求居家养老服务信息化建设应"以社区居家老年人服务需求为导向，以社区日间照料中心为依托，按照统筹规划、实用高效的原则，采取便民信息网、热线电话、爱心门铃、健康档案、服务手册、社区呼叫系统、有线电视网络等多种形式，构建社区养老服务信息网络和服务平台，发挥社区综合性信息网络平台的作用，为社区居家老年人提供便捷高效的服务"。

2013 年，国家政策开始强调互联网、物联网与智能化在养老服务中的作用。9 月，国务院印发《关于加快发展养老服务业的若干意见》提出，"发展居家网络信息服务。地方政府要支持企业和机构运用互联网、物联网等技术手段创新居家养老服务模式，发展老年电子商务，建设居家服务网络平台，提供紧急呼叫、家政预约、健康咨询、物品代购、服务缴费等适合老年人的服务项目"。在这一政策中，以前强调的"居家养老服务信息平台建设"被改为"居家养老网络平台建设"。国家发展改革委等 14 个部门联合下发《关于印发 10 个物联网发展专项行动计划的通知》，其中"应用推广专项行动计划"将智能养老物联网应用示范列为重点任务之一。12 月，民政部与国家发展改革委联合印发《关于开展养老服务业综合改革试点工作的通知》，指出要重点推动医养融合发展，运用互联网、物联网等技术手段，提高养老服务管理和信息化水平。2014 年 6 月，民政部办公厅下发《关于开展国家智能养老物联网应用示范工程的通知》，确定在全国 7 家养老机构开展国家智能养老物联网应用试点工作。

在 2015 年 3 月 5 日召开的十二届全国人大三次会议上，李克强总理在《政府工作报告》中首次提出制定"互联网+"行动计划。次月，国家发展改革委办公厅联合民政部办公厅、老龄委办公室综合部印发的《关于进一步做好养老服务业发展有关工作的通知》明确提出"要在养老领域推进'互联网+'行动"。7 月，国务院印发《关于积极推进"互联网+"行动的指导意见》，提出要"促进智慧健康养老产业发展。支持智能健康产品创新和应用，推广全面量化健康生活新方式"。

整个"十二五"规划期间，我国智能养老政策的发展方向是加快居家养老服务信息系统建设，做好居家养老服务信息平台试点工作，全面推进"互联网+"在养老领域的运用。

（二）"十三五"——政策快速增长期

"十三五"是我国智能养老政策的快速增长期，也是"互联网+"背景下各类精细化应用的集成阶段。整个"十三五"规划期间，我国智能养老政策的重点是健全养老服务体系，力求中国养老服务由信息化迈向智能化。

在"互联网+"行动的推进下，2016 年 7 月，民政部、财政部联合印发《关于中央财政支持开展居家和社区养老服务改革试点工作的通知》，将"支持探索多种模式的'互联网+'居家和社区养老服务模式和智能养老技术应用，促进供需双方对接，为老年人提供质优价廉、形式多样的服务"作为重点支持领域。12 月，国务院印发的《关于全面放开养老服务市场提升养老服务质量的若干意见》明确提出推进"互联网+"养老服务创新，发展智慧养老服务新业态，开发和运用智能硬件，推动移动互联网、云计算、物联网、大数据等与养老服务业结合，支持适合老年人的智能化产品、健康监测可穿戴设备、健康养老 App 等设计开发；打通养老服务信息共享渠道，推进社区综合服务信息平台与户籍、医疗、社会保障等信息资源对接，促进养老服务公共信息资源向各类养老服务机构开放。

2017 年，国家相继下发了三个政策文件，全面部署和推进智慧养老服务工作。一是国家卫健委等部门发布的《"十三五"健康老龄化规划》，提出"充分运用互联网、物联网、大数据等信息技术手段，创新健康养老服务模式，开展面向家庭、社区的智慧健康养老应用示范，提升健康养老服务覆盖率和质量效率"。二是国务院印发《"十三五"国家老龄事业发展和养老体系建设规划》，对居家养老服务信息化、智能化建设目标任务、服务内容与方式、管理运营方式、投入机制进行了全面规划；确立了推进涉老基础信息分类分级互联共享，建立基于大数据的统计分析决策机制，扩大为老服务综合信息平台在城乡社区的覆盖面，整合建立居家社区养老服务信息平台、呼叫服务系统和应急救援服务机制，实施"互联网+"养老工程，开发应用智能终端和居家社区养老服务智慧平台、信息系统、App、微信公众号等具体目标任务。三是工业和信息化部、民政部、国家卫生计生委联合下发的《智慧健康养老产业发展行动计划（2017—2020 年）》，全面系统地部署了推进智慧健康养老服务发展的行动目标，其内容系统覆盖了智能产品技术突破与供给、服务项目推广与模式创新、技术信息平台建设、智慧服务标准制定、网络与数据基础支撑（如云计算、边缘计算）等关键行动领域，并提出以国有资本为主导、社会资本广泛参与的投入机制，为智慧健康养老产业的高质量发展提供了支撑。这是我国目前为止在推进智慧居家养老方面较为全面、详尽且具体的一项国家政策。

在"十三五"后期，政府开始注重智能养老服务的科学规划与规范引导。2019 年 9 月，民政部下发的《关于进一步扩大养老服务供给促进养老服务消费的实施意见》指出，要打造"互联网+养老"服务新模式，开发多种"互联网+"应用，打造多层次智慧养老服务体系，创造养老服务的新业态、新模式。2020 年 11 月，国务院印发《关于建立健全养老服务综合监管制度促进养老服务高质量发展的意见》提出，要大力推行"互联网+监管"，充分运用大数据等新技术手段，实现监管规范化、精准化、智能化，减少人为因素，统筹运用养老服务领域政务数据资源和社会数据资源，推进数据统一和开放共享。

2017 年发布的《智慧健康养老产业发展行动计划（2017—2020 年）》提出要加快智慧健康养老产业发展，到 2020 年基本形成覆盖全生命周期的智慧健康养老产业体系，建立 100 个以上智慧健康养老应用示范基地，培育 100 家以上具有示范引领作用的行业领军企业，打造一批智慧健康养老服务品牌。这些利好政策与信息，意味着智能养老已经开始上升到国家战略层面。

（三）"十四五"——政策有序发展期

"十四五"是我国养老政策的有序发展期。这一时期我国智能养老政策已趋于成熟，开始逐渐由传统的"政府文件型"政策转向以市场为依托的"引导型"政策。从已发的政策文件来看，"十四五"时期，我国智能养老政策导向是提升信息化、智能化管理服务水平，调动"互联网+"与养老服务领域的充分适配，推动我国养老服务体系向智慧化发展。

2021年是我国智能养老政策发展成果较为显著的一年，工业和信息化部接连出台相关政策文件。一是2月印发的《关于切实解决老年人运用智能技术困难便利老年人使用智能化产品和服务的通知》提到将为老年人提供更优质的电信服务、开展互联网适老化及无障碍改造专项行动、扩大适老化智能终端产品供给、切实保障老年人安全使用智能化产品和服务等四方面重点工作，要开展智慧健康养老应用试点示范工作，推进面向智慧健康养老终端设备的标准及检测公共服务平台项目建设。二是4月发布的《关于进一步抓好互联网应用适老化及无障碍改造专项行动实施工作的通知》旨在改造互联网中涉及老年人、残疾人的标准规范、评测要求以及标识授予，加快推进互联网应用适老化及无障碍改造专项行动，助力老年人、残疾人等重点受益群体平等便捷地获取、使用互联网应用信息。三是10月联合民政部、国家卫生健康委发布的《智慧健康养老产业发展行动计划（2021—2025年）》，围绕科技支撑能力显著增强、产品及服务供给能力明显提升、试点示范建设成效日益凸显、产业生态不断优化完善四大愿景，提出"强化信息技术支撑，提升产品供给能力""推进平台提质升级，提升数据应用能力""丰富智慧健康服务，提升健康管理能力""拓展智慧养老场景，提升养老服务能力""推动智能产品适老化设计，提升老年人智能技术运用能力""优化产业发展环境，提升公共服务能力"六大重点工作任务及智慧健康养老产品供给工程、智慧健康创新应用工程和智慧养老服务推广工程三个专项工程。

除工业和信息化部外，其他有关部门也相继出台了有关智能养老的政策。2021年6月，国家发展改革委联合民政部印发《"十四五"民政事业发展规划》，提到"引导养老机构依托新兴技术手段，构建'互联网+养老服务'和智慧养老模式，培育服务新业态"。11月，中共中央、国务院出台《关于加强新时代老龄工作的意见》，拓展了智能养老的思路，提到发展

"互联网+照护服务"，实施"智慧助老"行动，加强数字技能教育和培训，提升老年人数字素养。12月，民政部印发《"十四五"民政信息化发展规划》，聚焦深化"互联网+民政服务"，将数字技术广泛应用于民政领域治理和服务；围绕养老服务等业务场景，以信息化助力基本社会服务便捷化。国务院印发《"十四五"国家老龄事业发展和养老服务体系规划》，指出要推动"互联网+养老服务"发展，推动互联网平台企业精准对接为老服务需求，促进老年用品科技化、智能化升级；加快推进互联网、大数据、人工智能、第五代移动通信（5G）等信息技术和智能硬件在老年用品领域的深度应用。

2022年是我国社会发展的重大转折点，我国的智能养老进入了一个新的发展阶段，在"互联网+"行动推动下，正在由智能化养老转型升级为智慧型养老。7月，国家卫生健康委会同国家发展改革委、教育部等11部印发《关于进一步推进医养结合发展的指导意见》提出要推进"互联网+医疗健康""互联网+护理服务"等方式，发展居家社区医养结合服务，进一步健全养老服务体系，完善老年人健康支撑体系。

以上政策的颁布实施标志着我国智能养老服务进入全面推进阶段，从"十二五"到"十四五"三个时期的智能养老服务重心来看，智能养老政策的服务模式经历了从社区居家养老到机构养老再到医养结合模式的转变，政策的落实目标从养老服务平台信息化建设到养老服务体系智能化建设再到以"互联网+"为载体的养老服务多元化建设，由试点示范到全面推广，我国智能养老政策在发展中不断调整、完善，政府的重视程度也不断提高，在一系列政策措施的推动下，我国智能养老事业发展取得了一定的成就。

二 我国智能养老政策的类型及发文部门

（一）我国智能养老政策的类型

分析目前我国出台的有关智能养老政策文件，可以看出，我国智能养老服务政策从大的方面可以分为发展规划、实施意见与行动计划三种类型。国家对智能养老的发展没有专门的规划，而是包含在养老规划当中，老龄事业发展规划对智能养老服务的发展目标与任务、服务内容与方式提出了具体要求。《"十三五"国家老龄事业发展和养老体系建设规划》对居家养老服务信息化、智能化建设目标任务及服务内容与方式、管理运营方式、投入机制进行了全面规划。加之另有其他相关支持性政策对智能养老进行补充，智能养老在我国发展更加顺利。如 2017 年 7 月工业和信息化部联合民政部、卫健委发布的《关于开展智慧健康养老应用试点示范的通知》明确指出，支持建设一批示范企业、示范街道（乡镇）、示范基地。

（二）我国智能养老政策发文部门

从已出台的有关智能养老政策文件来看，大部分政策的发文部门是国务院，之后依次是工业和信息化部、民政部、国家发展改革委、国家卫生健康委以及其他与养老有关的部门或协会，如全国老龄办综合部、全国老龄工作委员会办公室等。依据我国政府部门的组织架构，工业和信息化部、民政部、国家发展改革委、国家卫生健康委都隶属于国务院办公厅，全国老龄办综合部、全国老龄工作委员会办公室则是民政部的职能部门。

从出台的有关文件来看，国务院发布的有关智能养老的政策文件，大部分是发展规划型和实施意见型文件，从宏观层面对我国智能养老服务体系进行规划和指导。而工业和信息化部、民政部、国家发展改革委、国家卫生健康委出台的有关智能养老的政策文件，是以国务院发布的纲领性文件为依据制定的行动计划和通知。这些政策更倾向于从中观层面引导我国智能养老服务的发展，从细微处拓展我国智能养老服务的范围。像全国老龄办综合部、全国老龄工作委员会办公室这样隶属于民政部的职能部门出台的政策文件，则是针对智能养老领域中的某一个板块提出要求或指导建议。比如，2019 年 12 月工业和信息化部联合民政部、国家卫生健康委员会、国家市场监督管理总局、全国老龄工作委员会办公室发布的《关于促进老年用品产业发展的指导意见》提到发展功能性老年服饰服装、智能日用辅助产品、安全便利养老照护产品、康复训练及健康促进辅具、适老化环境改善产品，从微观层面落实智能养老服务的政策目标和任务，推进智能养老的顺利发展。

三　我国智能养老服务存在的问题

（一）政策的可操作性不强

目前，我国出台的有关智能养老的政策大多被包含于老龄事业规划或其他养老事业发展的指导意见中，没有针对智能养老单独出台政策。换言之，目前有关智能养老的政策大多偏向于宏观政策，是一些关于国家和政府应怎样发展智能养老做出的规划以及指导思想、规范等，并非发展智能养老的具体指导。而宏观政策的不足之处就在于它的可操作性不强，时效性较差。我国目前出台的智能养老政策多为一些建设性意见，缺乏科学的、具体的说明，对地方政府落实政策、实现目标的指导效用不高。而且，宏观政策的特点在于只是给予地方政府一个"纲领性"文件，真正怎样去落实智能养老，还要根据当地的实际情况进行细化，这样就会造成地方政府在推行政策时出现进度不一、成果不一的情况。例如，在经济发展势头较强的东部地区和中部地区，智能养老的发展较为迅速，而在经济发展势头较弱、资源较为匮乏的西部地区，推行智能养老政策的进度可能较为缓慢。

（二）缺乏有效的市场运作

目前，我国智能养老特别是智能养老服务平台的发展主要由各地政府投资兴建，存在过度依赖政府的现象，市场化程度不足。以智能化养老服务较为发达的上海为例，多数居家养老服务信息平台仍依赖政府购买服务项目。究其原因，一方面，从政策角度来说，信息化平台建设具有较强的外部性，需要地方政府进行支持；另一方面，我国大部分企业智能化养老服务起步较晚、市场化程度不高，对智能养老服务的经营还没有成熟的经验可循，特别是服务的购买者是老年人还是老年人子女，涉及企业如何设计营销方式和服务渠道。

除了现今智能养老模式缺乏有效的市场化运作，我国的智能养老政策呈现过度依赖政府的特点。直到近几年，政策导向才由"政府主导"逐渐向"政府引导＋依托市场"过渡。这可能是由于我国的养老模式发生了改变，由之前的家庭养老到机构养老再到现今的医养结合，我国的智能养老政策也依据养老模式的转变逐渐改变政策重点，依托现实情况给予智能养老发展最大的支持。有鉴于此，笔者认为，我国的智能养老发展应将重点放在对智能养老市场的拓展上，发展导向应为政府政策引导、依托市场，让市场这双"看不见的手"发展智能养老，并辅以基金会、社会工作机构等其他社会组织，联动社会各界力量。这样能在一定程度上减轻政府的负担，同时为养老市场注入新的活力，使智能养老在满足老年人需求的基础上寻求更高层次的发展。

（三）统一的服务体系和标准尚未建立

首先，在制度设计上，国家还没有清晰界定养老服务事业和产业的界限。目前，各地虽然建立了养老服务信息化平台，但主要的服务对象是低保、高龄、失能等老年人。开展养老服务信息化平台建设的省份，已经开始政府"兜底"服务对象的评估和购买服务工作，但从总体上看，我国养老服务市场还没有完全清楚地界定政府购买服务的对象及标准，养老服务信息化平台的使用范围不应局限于政府购买服务对象，而应该扩展到全体老年人。

其次，我国智能养老服务缺乏统一的标准体系，尚未建立起智能养老实践的标准制度，影响了智能养老产业的规模化发展。没有统一的服务体系和标准，会导致各个地区的智能养老发展质量参差不齐。在这种情况下，无法用同样的标准有效判断各个地区的智能养老服务，也不能对其智能养老服务市场进行有效的监督与管理，而缺乏有效的监督与管理势必会影响智能养老服务模式的推广与运用，这些需要政府出台有力的政策作为保障与支持。

截至 2022 年底，国家层面有关智能养老的政策汇总如表 1 所示。

表 1　截至 2022 年底国家层面有关智能养老的政策汇总

发布时间	发布单位	政策名称	政策内容
2011 年 9 月	国务院	《中国老龄事业发展"十二五"规划》	加快居家养老服务信息系统建设
2011 年 12 月	国务院办公厅	《社会养老服务体系建设规划（2011—2015 年）》	针对居家养老服务信息化建设原则、服务方式和内容给出了具体指导意见
2013 年 9 月	国务院	《关于加快发展养老服务业的若干意见》	发展居家网络信息服务
2013 年 12 月	民政部办公厅、发展改革委办公厅	《关于开展养老服务业综合改革试点工作的通知》	重点推动医养融合发展，运用互联网、物联网等技术手段，提高养老服务管理和信息化水平
2014 年 6 月	民政部办公厅	《关于开展国家智能养老物联网应用示范工程的通知》	确定在全国 7 家养老机构开展国家智能养老物联网应用示范工程试点工作
2015 年 2 月	民政部等 10 部门	《关于鼓励民间资本参与养老服务业发展的实施意见》	推进养老服务信息化建设

续表

发布时间	发布单位	政策名称	政策内容
2015 年 4 月	国家发展改革委办公厅、民政部办公厅、全国老龄办综合部	《关于进一步做好养老服务业发展有关工作的通知》	要在养老领域推进"互联网+"行动
2015 年 7 月	国务院	《关于积极推进"互联网+"行动的指导意见》	促进智慧健康养老产业发展
2016 年 6 月	国务院办公厅	《关于促进和规范健康医疗大数据应用发展的指导意见》	推动健康医疗大数据融合共享、开放应用
2016 年 7 月	民政部、财政部	《关于中央财政支持开展居家和社区养老服务改革试点工作的通知》	将"支持探索多种模式的'互联网+'居家和社区养老服务模式和智能养老技术应用，促进供需双方对接，为老年人提供质优价廉、形式多样的服务"作为重点支持领域
2016 年 12 月	国务院办公厅	《关于全面放开养老服务市场提升养老服务质量的若干意见》	推进"互联网+"养老服务创新
2017 年 1 月	中共中央办公厅、国务院办公厅	《关于促进移动互联网健康有序发展的意见》	推进信息服务惠及全民，促进移动互联网与公共服务深度融合，重点推动基于移动互联网的教育、医疗、就业、社保、养老等便民服务
2017 年 2 月	工业和信息化部、民政部、国家卫生计生委	《智慧健康养老产业发展行动计划（2017—2020 年）》	发展健康养老数据管理与服务系统，建立智慧健康养老应用示范基地、领军企业、产品和服务标准
2017 年 3 月	国家卫生计生委等13 部门	《"十三五"健康老龄化规划》	推进信息技术支撑健康养老发展，发展智慧健康养老新业态
	国务院	《"十三五"国家老龄事业发展和养老体系建设规划》	健全养老服务体系
2017 年 7 月	工业和信息化部办公厅、民政部办公厅、国家卫生计生委办公厅	《关于开展智慧健康养老应用试点示范的通知》	支持建设一批示范企业、示范街道（乡镇）、示范基地
2018 年 4 月	国务院办公厅	《关于促进"互联网+医疗健康"发展的意见》	开展第二批智慧健康养老应用试点示范工作
2018 年 8 月	工业和信息化部、民政部、国家卫生健康委	《智慧健康养老产品及服务推广目录（2018 版）》	产品和服务类别

发布时间	发布单位	政策名称	政策内容
2018 年 9 月	工业和信息化部、民政部、国家卫生健康委	《关于开展第二批智慧健康养老应用试点示范的通知》	企业申请智能养老示范点工作通知安排
2019 年 4 月	国务院办公厅	《关于推进养老服务发展的意见》	实施"互联网+养老"行动。持续推动智慧健康养老产业发展，拓展信息技术在养老领域的应用，制定智慧健康养老产品及服务推广目录，开展智慧健康养老应用试点示范
2019 年 9 月	民政部	《关于进一步扩大养老服务供给　促进养老服务消费的实施意见》	打造"互联网+养老"服务新模式。开发多种"互联网+"应用，打造多层次智慧养老服务体系，创造养老服务的新业态、新模式
2019 年 12 月	工业和信息化部、民政部、国家卫生健康委等	《关于促进老年用品产业发展的指导意见》	发展功能性老年服饰服装、智能日用辅助产品、安全便利养老照护产品、康复训练及健康促进辅具、适老化环境改善产品
2020 年 11 月	国务院办公厅	《关于建立健全养老服务综合监管制度促进养老服务高质量发展的意见》	大力推行"互联网+监管"，充分运用大数据等新技术手段，实现监管规范化、精准化、智能化，减少人为因素，统筹运用养老服务领域政务数据资源和社会数据资源，推进数据统一和开放共享
2020 年 12 月	国务院办公厅	《关于促进养老托育服务健康发展的意见》	推进互联网、大数据、人工智能、5G 等信息技术和智能硬件的深度应用，促进养老托育用品制造向智能制造、柔性生产等数字化方式转型；培育智慧养老托育新业态，发展"互联网+养老服务"
	中国老科协、中国科协科普部	《中国老科协、中国科协科普部智慧助老行动三年计划》	通过组织推动、多方联动的方式，按照个体互助与组织推进相结合、自发分散与统一集中相结合、基本保障与按需服务相结合的原则，逐步扩大数字技能普及范围、强化服务能力，提高包括老科技工作者在内的老年人数字技能

发布时间	发布单位	政策名称	政策内容
2021 年 2 月	工业和信息化部	《关于切实解决老年人运用智能技术困难便利老年人使用智能化产品和服务的通知》	为老年人提供更优质的电信服务、开展互联网适老化及无障碍改造专项行动、扩大适老化智能终端产品供给、切实保障老年人安全使用智能化产品和服务
2021 年 4 月	工业和信息化部办公厅	《关于进一步抓好互联网应用适老化及无障碍改造专项行动实施工作的通知》	改造标准规范、评测要求以及标识授予，加快推进互联网应用适老化及无障碍改造专项行动
2021 年 6 月	国家发改委、民政部	《"十四五"民政事业发展规划》	引导养老机构依托新兴技术手段，构建"互联网+养老服务"和智慧养老模式，培育服务新业态
2021 年 10 月	工业和信息化部、民政部、国家卫生健康委	《智慧健康养老产业发展行动计划（2021—2025 年)》	提出强化信息技术支撑等 6 个重点任务和 3 个专项工程，进一步推动智慧健康养老产业创新发展
2021 年 11 月	中共中央、国务院	《关于加强新时代老龄工作的意见》	实施"智慧助老"行动，加强数字技能教育和培训，提升老年人数字素养
2021 年 12 月	民政部	《"十四五"民政信息化发展规划》	聚焦深化"互联网+民政服务"，将数字技术广泛应用于民政领域治理和服务；围绕养老服务等业务场景，以信息化助力基本社会服务便捷化
2022 年 2 月	国务院	《"十四五"国家老龄事业发展和养老服务体系规划》	推动"互联网+养老服务"发展，推动互联网平台企业精准对接为老服务需求，促进老年用品科技化、智能化升级；加快推进互联网、大数据、人工智能、5G 等信息技术和智能硬件在老年用品领域的深度应用
2022 年 4 月	国务院办公厅	《"十四五"国民健康规划》	推广应用人工智能、大数据、5G、区块链、物联网等新兴信息技术，指导医疗机构合理保留传统服务方式，着力解决老年人等群体运用智能技术困难的问题

发布时间	发布单位	政策名称	政策内容
2022 年 6 月	工业和信息化部、商务部、国家市场监督管理总局、国家药品监督管理局、国家知识产权局	《数字化助力消费品工业"三品"行动方案（2022—2025 年)》	围绕健康、医疗、养老、育幼等民生需求大力发展"互联网+消费品"，推进个性化定制和柔性生产重塑产品开发生产模式
2022 年 7 月	国家卫健委、国家发展改革委、教育部等部门	《关于进一步推进医养结合发展的指导意见》	从居家社区养老到机构养老再到医养结合模式，进一步健全养老服务体系，完善老年人健康支撑体系，推进"互联网+医疗健康""互联网+护理服务"等方式，发展居家社区医养结合服务

图书在版编目（CIP）数据

重构关系网：数字时代的老年照料 / 王晶著 .
北京：社会科学文献出版社，2025.4. -- （当代中国社
会变迁研究文库）. --ISBN 978-7-5228-5243-0

Ⅰ. R473.59-39；D669.6-39

中国国家版本馆 CIP 数据核字第 2025DM3328 号

当代中国社会变迁研究文库

重构关系网：数字时代的老年照料

著　　者 / 王　晶

出 版 人 / 冀祥德
责任编辑 / 孟宁宁
责任印制 / 岳　阳

出　　版 / 社会科学文献出版社·群学分社（010）59367002
　　　　　 地址：北京市北三环中路甲 29 号院华龙大厦　邮编：100029
　　　　　 网址：www.ssap.com.cn
发　　行 / 社会科学文献出版社（010）59367028
印　　装 / 三河市龙林印务有限公司

规　　格 / 开　本：787mm×1092mm　1/16
　　　　　 印　张：12　字　数：196 千字
版　　次 / 2025 年 4 月第 1 版　2025 年 4 月第 1 次印刷
书　　号 / ISBN 978-7-5228-5243-0
定　　价 / 89.00 元

读者服务电话：4008918866